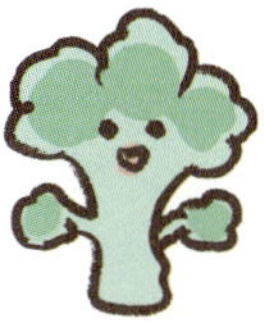

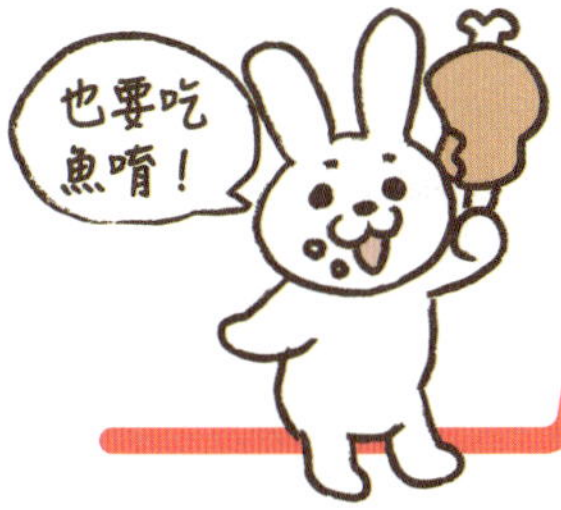

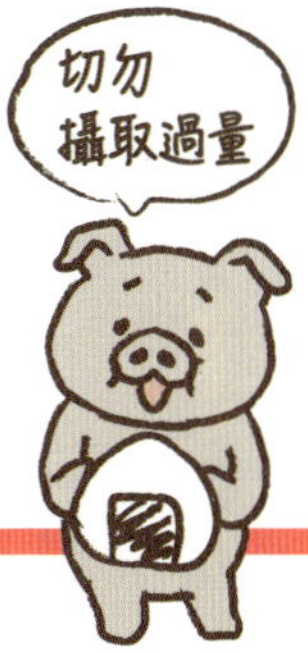

ダイエット・健康食の
正しい知識
が２時間で身につく！
栄養学の基本ゆる図鑑

營養素完全圖鑑

有趣圖解，瞬間秒懂！
最簡單易讀的營養學入門指南

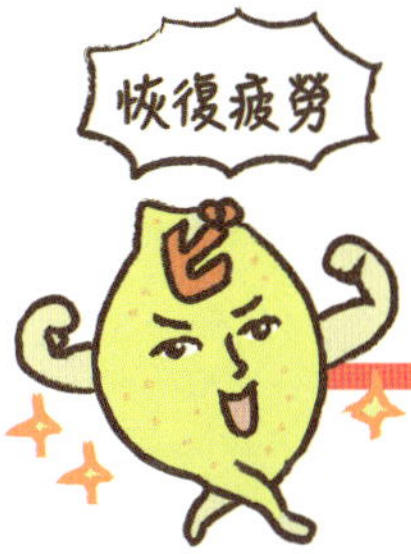

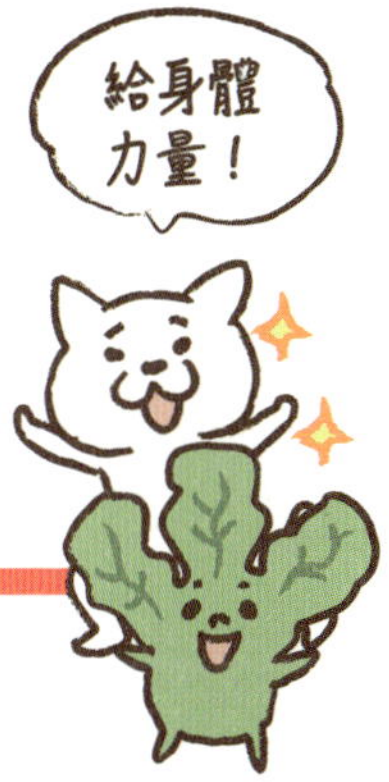

TEIJI NAKAMURA
中村丁次 監修
羅淑慧 譯

晨星出版

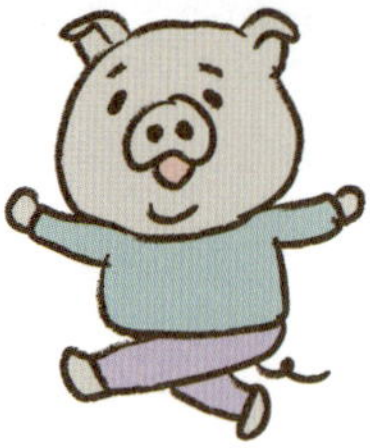

前言

大家常說，「菠菜很有營養」。

然而，嚴格來說，菠菜所含的並不是營養，而是含有許多被稱為「營養成分」的物質，例如能夠在體內發揮維生素A的生理作用，名為胡蘿蔔素（carotene）的成分以及鐵質等。

所謂的「營養」是人類攝取食物，經過消化、吸收、代謝，用以維持生命與生活的總稱，我們攝取的食物成分稱為「營養素」。也就是說，菠菜所含的不是營養，而是某種特定的營養素。

人類作為營養素來源的食物存在於自然界的動物和植物。它們的存在本來並不是為了供人類食用，也沒有哪一種食物能夠保證人類的健康。

當然，如果是有限的營養素，還是有可能靠單一種食物來進行補充。可是，人類沒辦法像只吃竹葉的熊貓或是只吃尤加利葉的無尾熊那樣，單靠一種食物來維持身體機能。

熊貓或無尾熊可以透過消化器官內的大量微生物去分解、發酵纖維素（cellulose），藉此來生產所有生存所需的必要營養素，而人類則是必須透過各種食物來獲得各種營養素的「雜食性動物」。

人體所需的營養素大約有40種，每種營養素都具有非常重要的作用。只要有一種營養素不足，就會引起疾病，如果持續處在缺乏營養素的狀態，就會導致死亡。雜食性的人類所需要的是從大量食物當中選擇正確食物的能力。從科學角度闡明那種方法的學問便是「營養

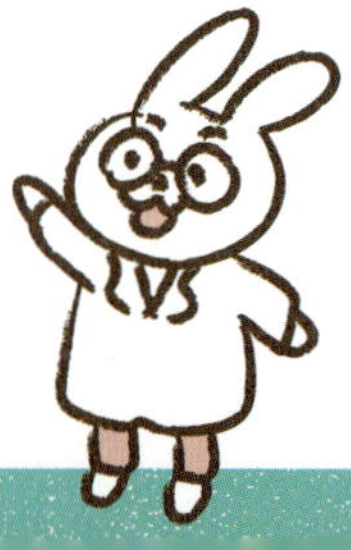

學」。

營養是大家相當熟悉並頻繁使用的名詞，因此，許多人都認為自己非常瞭解所謂的營養，但事實上，大部分的人都是一知半解，甚至還存在著許多誤解。

本書以淺顯易懂的方式，精確說明各種營養素。從營養學入門讀物的角度，透過生動的插圖，講解「了解營養學的意義」、「營養學的魅力」，以及坊間流傳的錯誤營養知識所帶來的危害。

為了各位的健康與幸福，請各位務必善加利用本書。

中村丁次

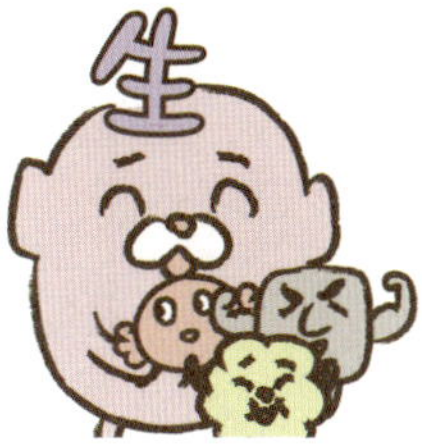

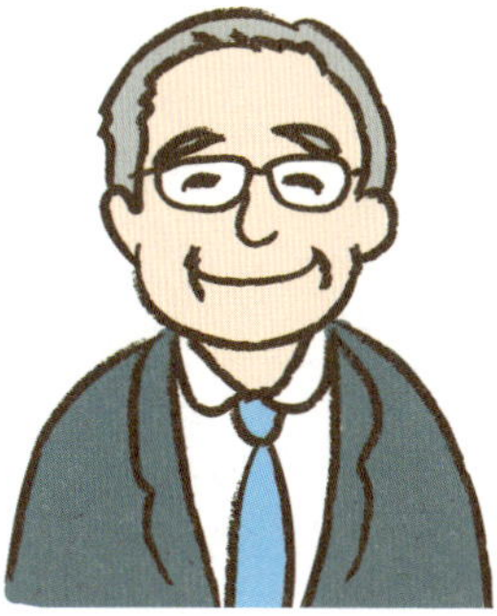

CONTENTS

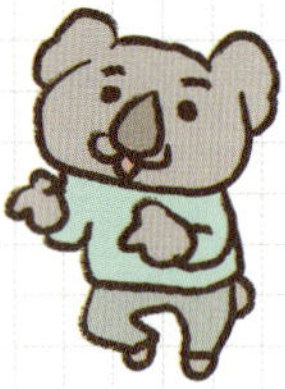

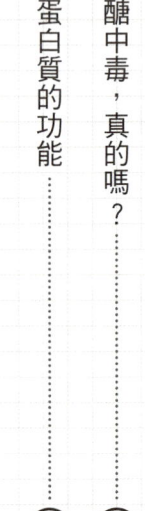

3章 你應該收藏的維生素基礎

4章 支撐人體的礦物質基礎

5章 絕對值得了解的營養素基礎

6章 戰勝疾病的營養素基礎

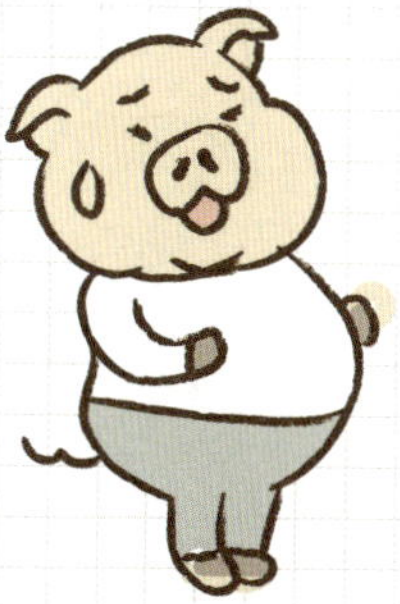

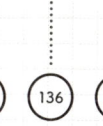

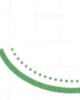

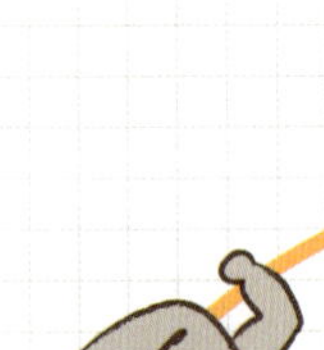

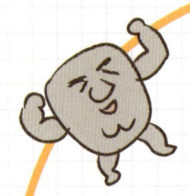

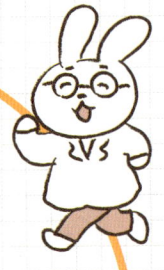

2 小時學會正確的
健康飲食觀念！

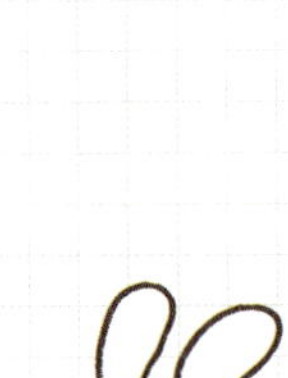

營養素
完全圖鑑

1
章

營養素
基礎中的基礎

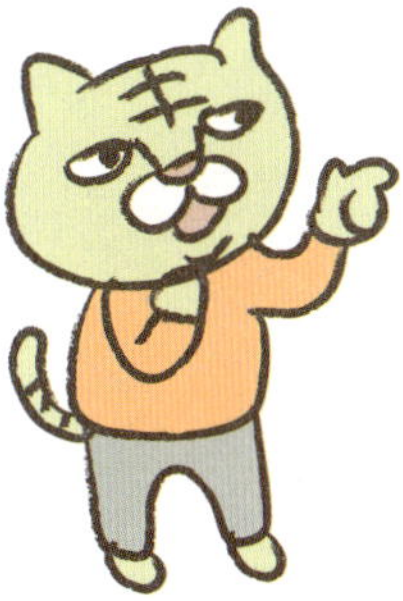

每個人都理所當然地認為日常飲食當中，含有許多對身體非常重要的營養素。大家都說飲食不均衡對身體不好，但是到底該吃什麼才是對身體好呢？首先，先正確理解營養素的基礎吧！

基礎知識①

守護生命、維持健康所不可欠缺的

五大營養素是什麼？

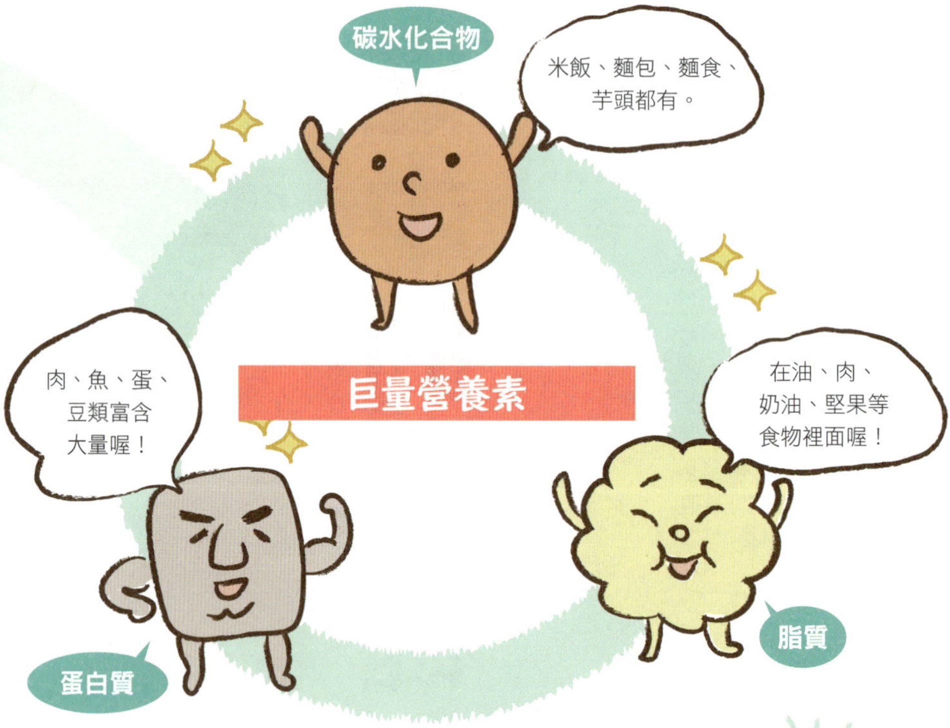
碳水化合物
米飯、麵包、麵食、芋頭都有。
巨量營養素
肉、魚、蛋、豆類富含大量喔！
在油、肉、奶油、堅果等食物裡面喔！
蛋白質
脂質

1 巨量營養素

營養素是生物為了維持生命、正常生活而從體外攝取的物質。在眾多營養素裡面，巨量營養素是打造身體、提供身體活動所需熱量的來源。

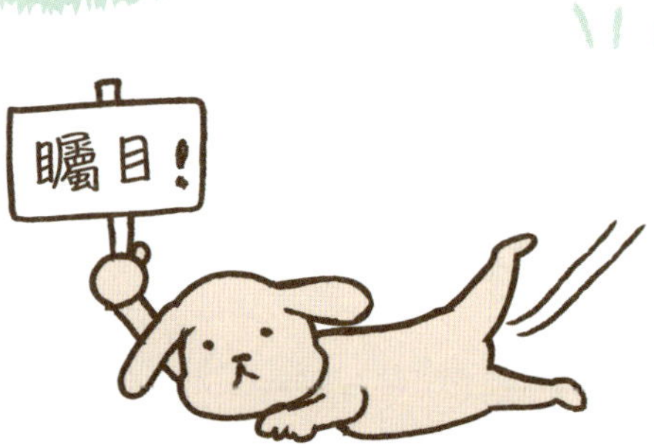
矚目！

說明一下吧！

打造健康身體所不可欠缺的五種營養素

維持健康的重要關鍵就在於均衡飲食。所謂的均衡飲食就是我們人體能夠適量攝取所需營養素的飲食。其中尤其重要的是碳水化合物（醣類）、脂質、蛋白質，這些營養素並稱為「巨量營養素」（macronutrients）。

「五大營養素」就是巨量營養素再加上維生素和礦物質，便是維持生命活動所不可欠缺的營養素。

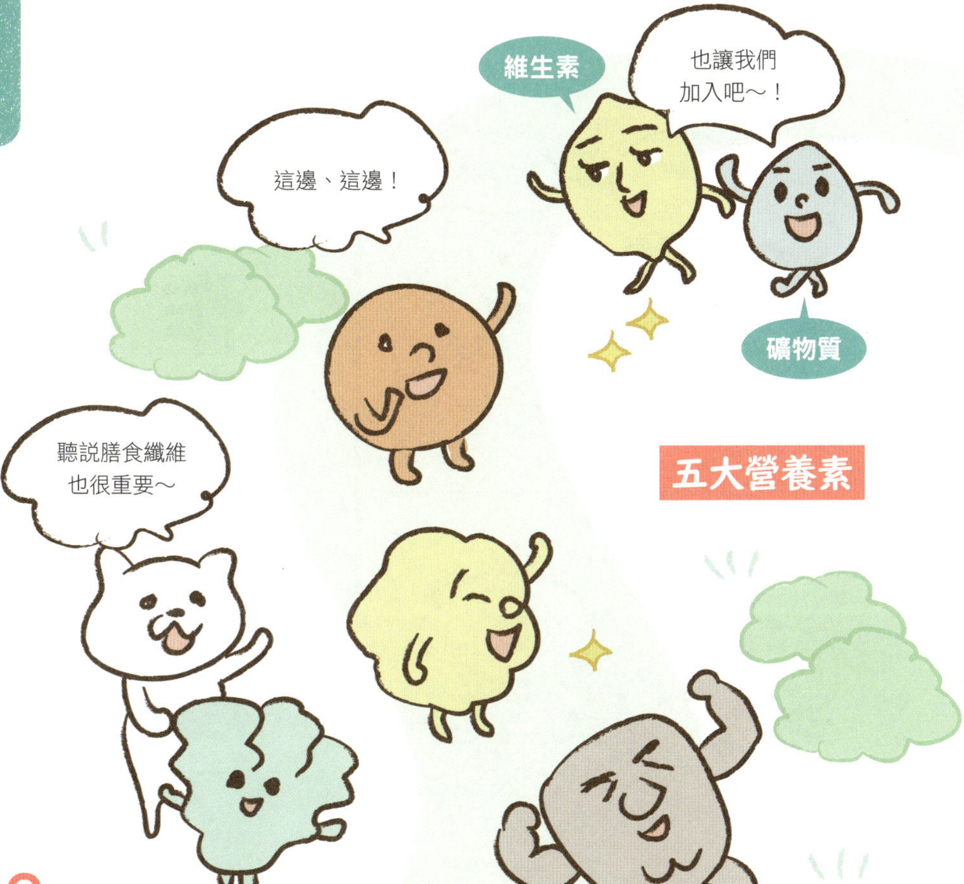
維生素
也讓我們加入吧～！
這邊、這邊！
礦物質
五大營養素
聽說膳食纖維也很重要～

2 五大營養素

巨量營養素＋維生素和礦物質便是五大營養素。只要進一步搭配攝取被稱為第六種營養素的膳食纖維，就可說是均衡飲食。

適量攝取最重要

巨量營養素的作用是什麼？

說明一下吧！

打造健康身體、提供熱量的三種營養素

近年來，有愈來愈多人為了瘦身減肥而選擇完全不碰碳水化合物，或是嚴格控制脂質的攝取量，但是，其實每種巨量營養素都具有非常重要的作用，因此，絕對不能有攝取不足的情況發生。

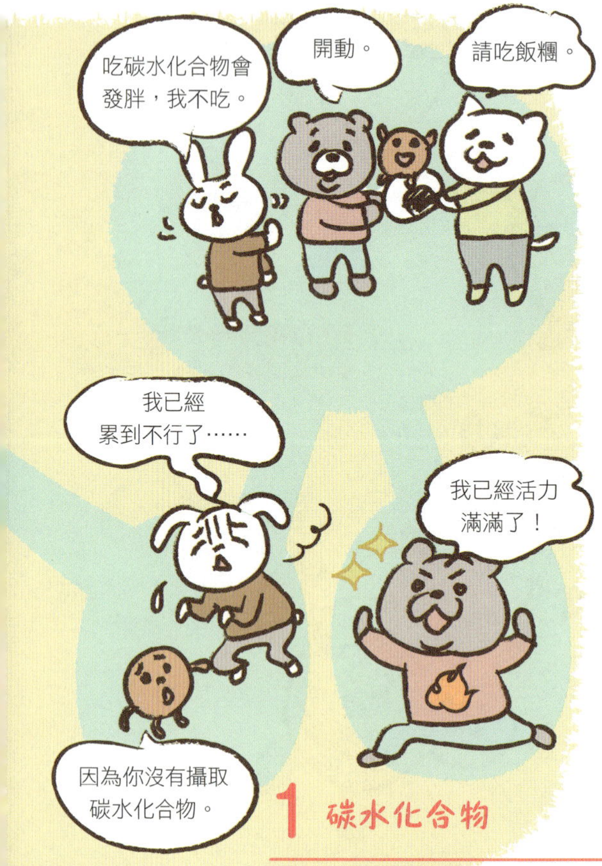
吃碳水化合物會發胖，我不吃。
開動。
請吃飯糰。
我已經累到不行了……
我已經活力滿滿了！
因為你沒有攝取碳水化合物。

1 碳水化合物

碳水化合物是為腦部或肌肉等身體細胞的活動提供熱量的營養素。最大的特色就是能夠快速轉化成熱量。

例如，為身體與腦部活動提供熱量的碳水化合物（醣類），雖然攝取過量會導致脂肪增加，所以必須多加注意，但是，如果攝取不足，卻也會導致身體容易疲勞，或是注意力不集中。

脂質除了提供熱量之外，同時也具有維持體溫、建構細胞膜的作用。另外，荷爾蒙的材料來源也是脂質。

蛋白質除了提供熱量之外，同時也是肌肉、內臟、血液和皮膚等身體組織的材料。

因此，對我們的身體來說，巨量營養素是絕對不可欠缺的。唯有均衡攝取，才能打造健康的身體，為身體的活動提供更多熱量。

2 脂質

脂質有著「對身體不好」的負面形象，但事實上卻是建構細胞膜和荷爾蒙所不可欠缺的營養素，同時也具有維持體溫及保護內臟等許多作用。

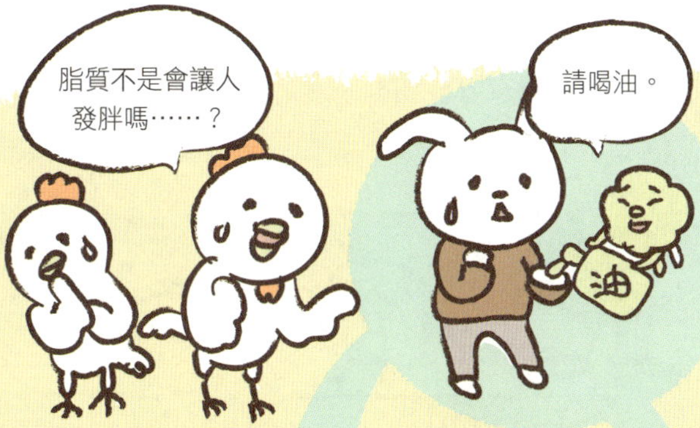
請喝油。
脂質不是會讓人發胖嗎……？
油

3 蛋白質

蛋白質約佔人體的20%。蛋白質是製造肌肉或內臟等身體組織的要素，同時也是調節身體功能的荷爾蒙等物質的材料。

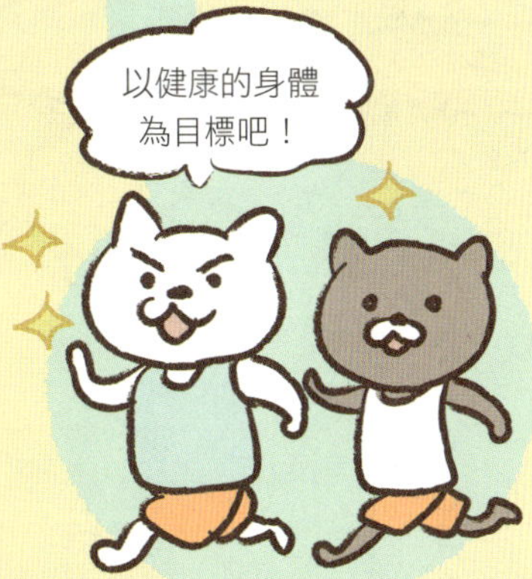
以健康的身體為目標吧！

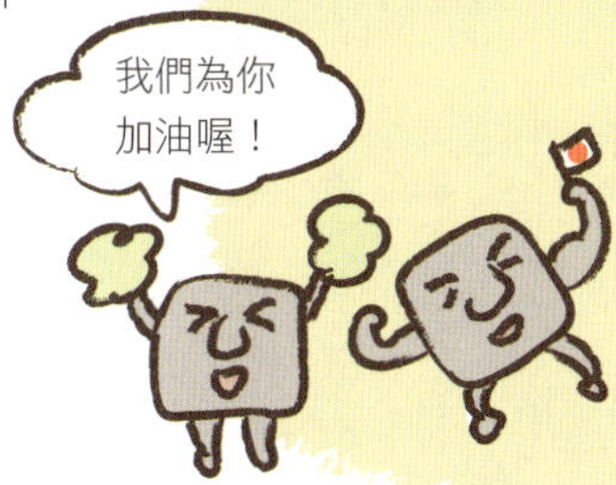
我們為你加油喔！

基礎知識③

單靠巨量營養素是不夠的

維生素、礦物質的作用是什麼？

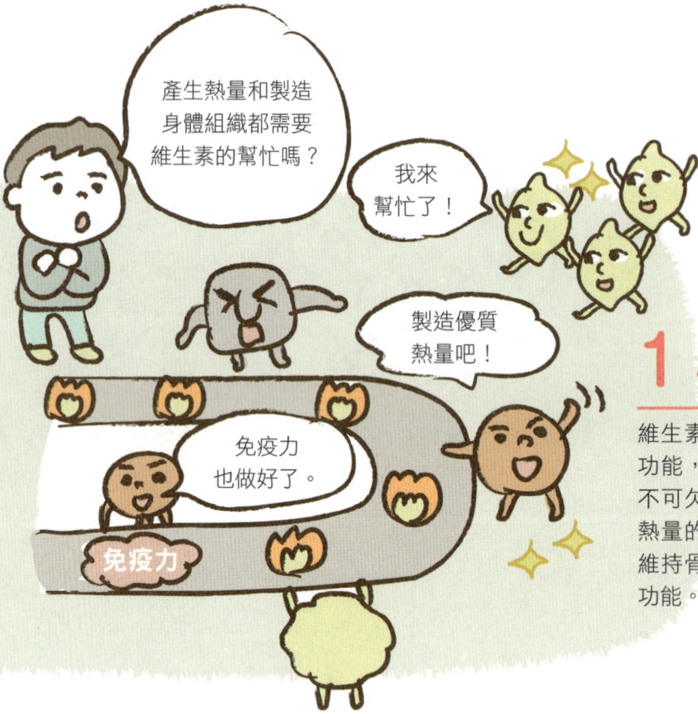
產生熱量和製造身體組織都需要維生素的幫忙嗎？
我來幫忙了！
製造優質熱量吧！
免疫力也做好了。
免疫力

1 維生素

維生素具有輔助巨量營養素的功能，是維持正常身體機能所不可欠缺的營養素。除了協助熱量的產出之外，同時也具有維持骨骼、血管或皮膚健康的功能。

說明一下吧！

讓身體機能維持正常

事實上，光靠攝取巨量營養素，是無法打造健康身體的。因為人體必須靠各種營養素的互助合作，才能夠維持所有機能。

例如，巨量營養素產生熱量或生成身體組織的時候，必須仰賴維生素的協助。維生素一旦不足，就算攝取再多巨量營養素，身體還是無法順利產生熱量或是生成身體組織。另外，維生素同時也具有提高免疫力、強健皮

2 礦物質

鈣、鎂、鈉等16種必需礦物質，負責調節身體狀態。調節血壓、控制肌肉功能的工作，也是由礦物質負責。

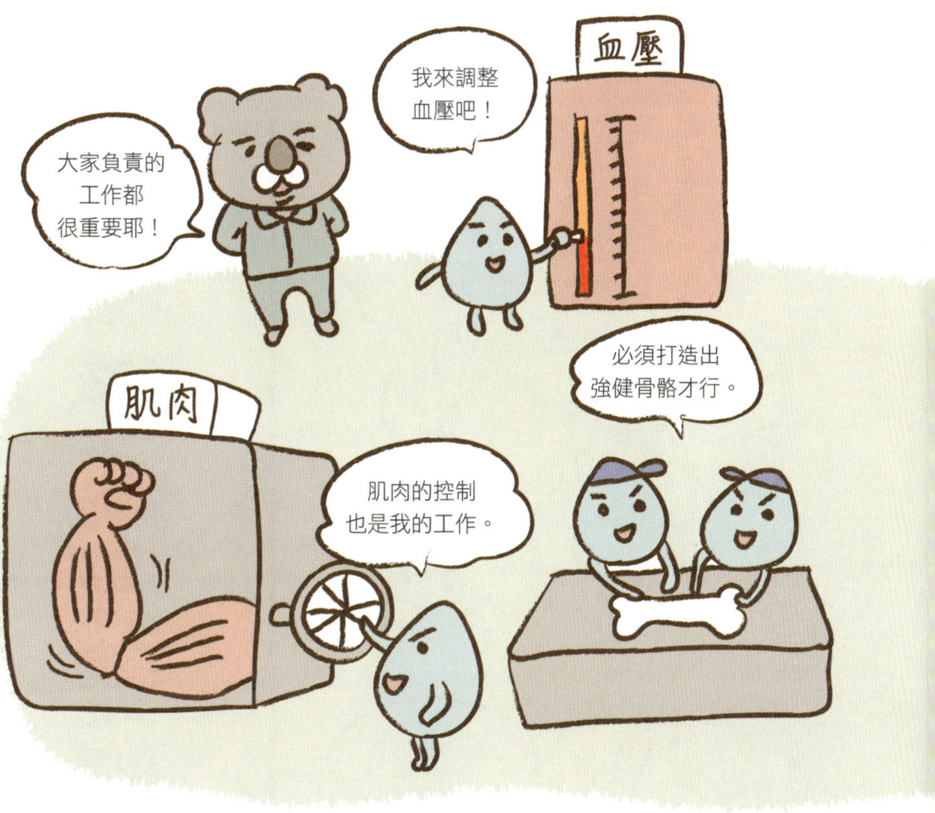
大家負責的工作都很重要耶！
我來調整血壓吧！
血壓
必須打造出強健骨骼才行。
肌肉
肌肉的控制也是我的工作。

膚、血管和骨骼等組織的功能。

礦物質也能幫助熱量的順利產出。另外，礦物質也是骨骼和牙齒的成分，同時也具有調節血壓的作用。是調節身體狀態所不可欠缺的營養素。

人體所需要的維生素有十三種，礦物質有十六種。可是，因為幾乎都沒有辦法靠人體製造，所以必須注意攝取量，以避免發生不足的情況。

基礎知識④

想了解消化、吸收的機制

食物是怎麼轉變成營養的？

說明一下吧！

在胃和腸中消化，於小腸內吸收，然後循環全身

食物無法直接被人體吸收，所以必須進一步分解成能夠被人體吸收的營養素。這個分解過程就稱為「消化」。

食物進入口腔，被咀嚼成細小顆粒的同時，醣類會被唾液中所含的消化酵素（澱粉

消化器官的起點就是口腔。食物會在這裡被嚼成細碎，而唾液所含的澱粉酶則會分解碳水化合物。

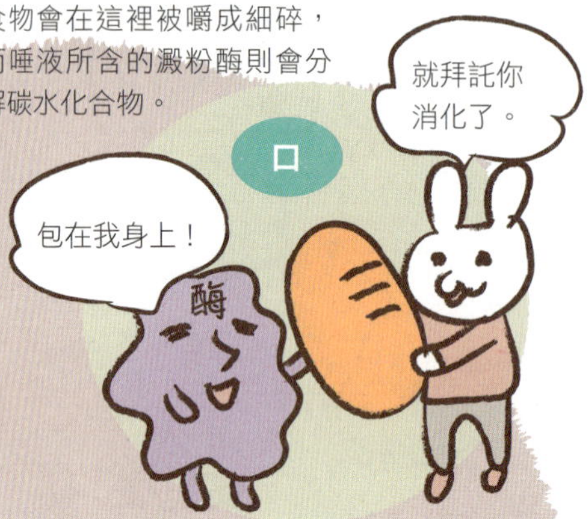
口
包在我身上！
酶
就拜託你消化了。

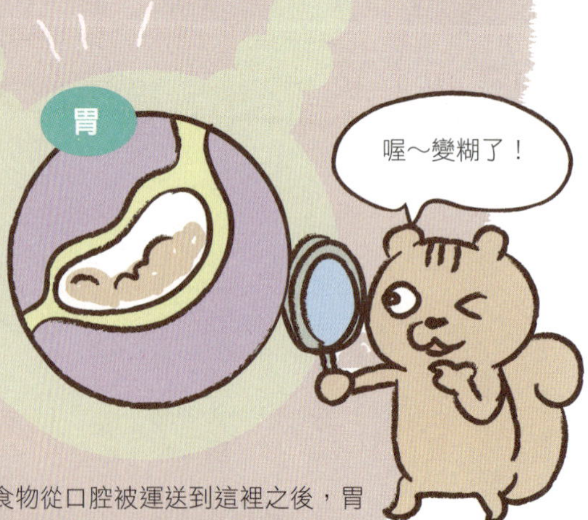
胃
喔～變糊了！

食物從口腔被運送到這裡之後，胃部周邊的肌肉就會開始運動，並從內側分泌胃液。把食物和胃液混在一起，讓食物糊化，變成更容易吸收的狀態。

酶）分解。接著，來到胃部，食物會與胃液混合，然後胃部的蠕動運動會讓食物呈現糊狀。這些糊化的食物會在十二指腸，被胰臟和膽囊所分泌的消化液分解。進一步來到小腸之後，名為腸液的消化液會透過酵素繼續進行分解，同時，小腸壁也會開始吸收營養素。

最後，小腸沒有吸收掉的水分和礦物質會在大腸被吸收，而剩餘的殘渣就會以糞便的型態被排出體外。

小腸和大腸所吸收的營養素大多會集中在肝臟。然後，再依照身體的狀態，隨著血液一起被運送至全身，或是暫時貯存。

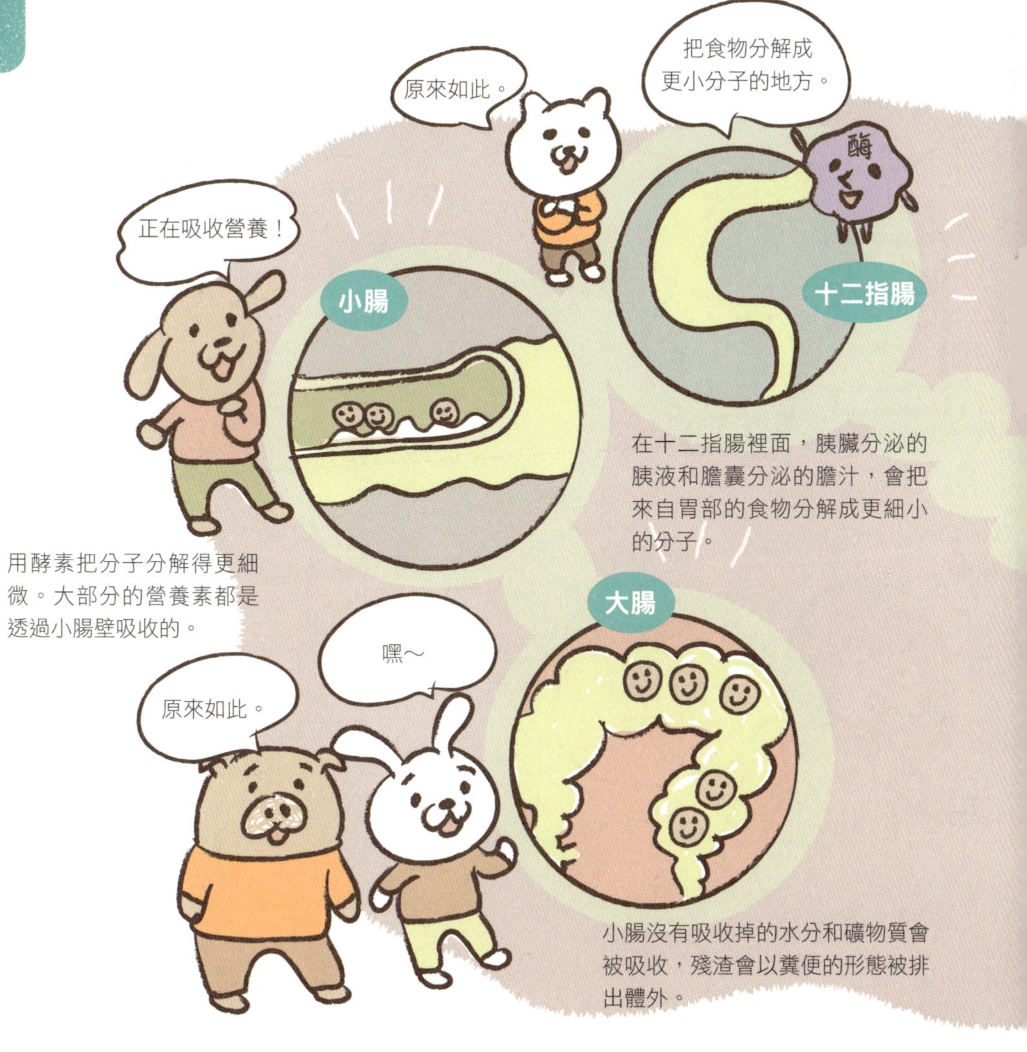
把食物分解成更小分子的地方。
原來如此。
酶
十二指腸
正在吸收營養！
小腸
在十二指腸裡面，胰臟分泌的胰液和膽囊分泌的膽汁，會把來自胃部的食物分解成更細小的分子。
用酵素把分子分解得更細微。大部分的營養素都是透過小腸壁吸收的。
大腸
嘿～
原來如此。
小腸沒有吸收掉的水分和礦物質會被吸收，殘渣會以糞便的形態被排出體外。

基礎知識⑤

熱量的來源就是營養素

卡路里是什麼？

說明一下吧！

生存所必需的熱量

所謂的卡路里（calorie）是熱量的單位。一大卡（千卡，kcal）是讓一公升的水的溫度上升一度所需要的熱量，是人體活動所不可欠缺的燃料。我們主要就是從食物所含的巨量營養素中攝取這種熱量的來源。

例如，以三十至四十歲的女性來說，一天大約需要兩千大卡的熱量。其中，內臟活動、維持體溫的基礎代謝大約消費六成，運動等身體活動大約消費三成。

說到卡路里，往往都會讓人聯想到用來決定胖瘦的標準，但事實上，卡路里是生存所必須存在的要件。

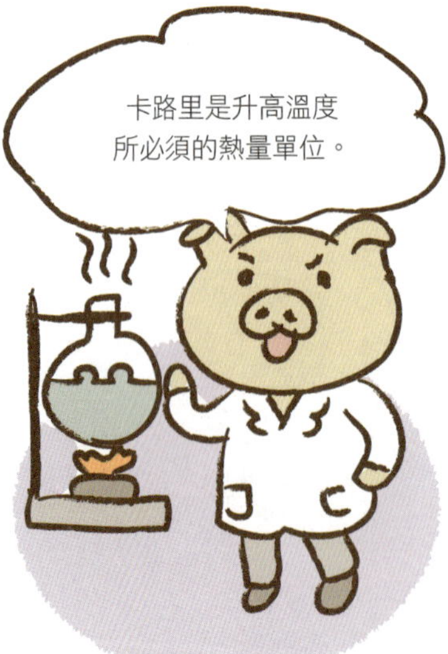
卡路里是升高溫度所必須的熱量單位。

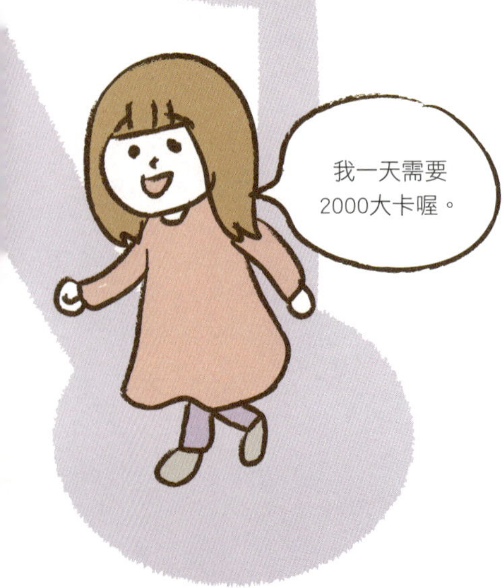
我一天需要2000大卡喔。

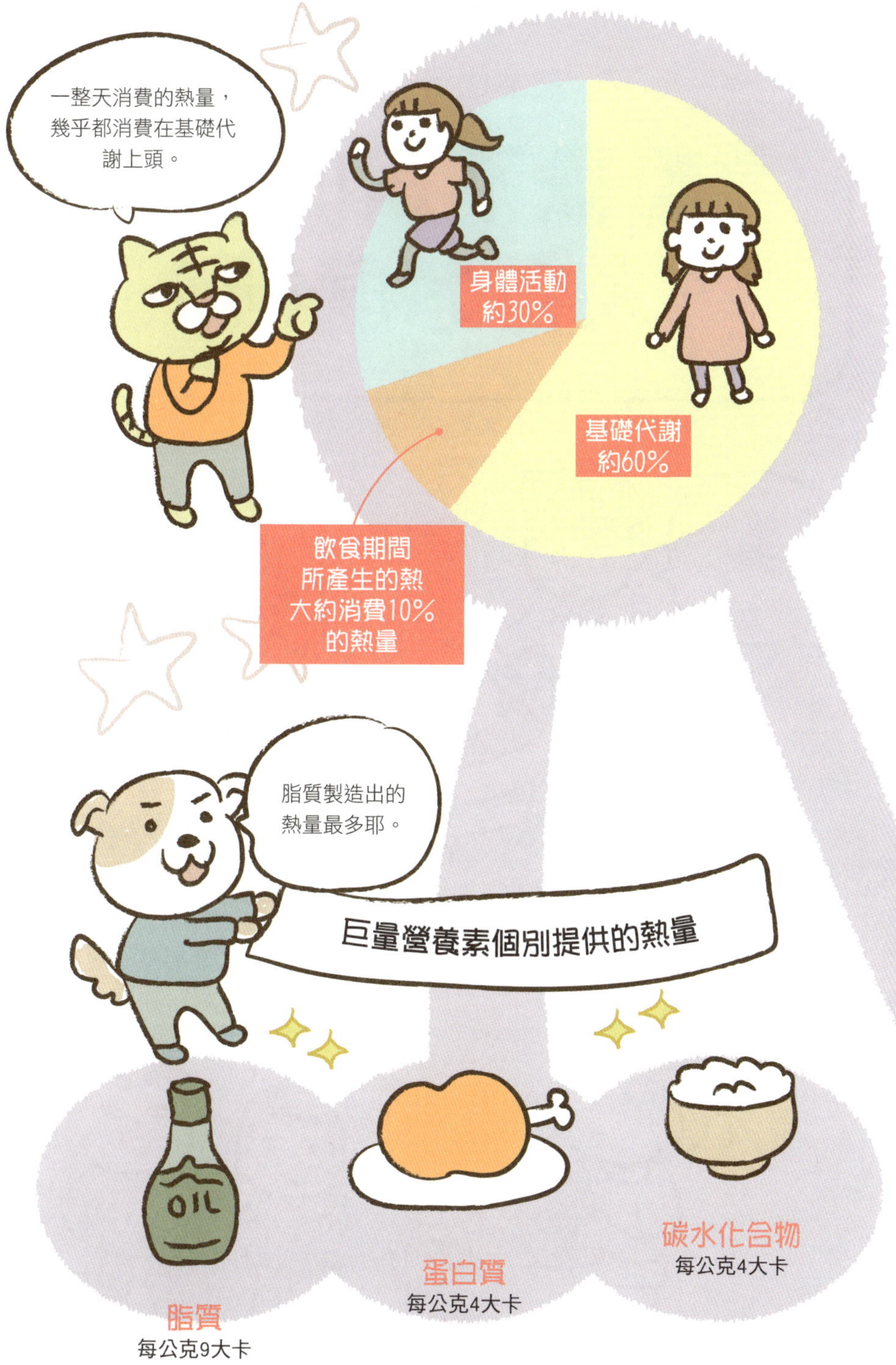
一整天消費的熱量，幾乎都消費在基礎代謝上頭。
身體活動約30%
基礎代謝約60%
飲食期間所產生的熱大約消費10%的熱量
脂質製造出的熱量最多耶。
巨量營養素個別提供的熱量
OIL
脂質
每公克9大卡
蛋白質
每公克4大卡
碳水化合物
每公克4大卡

基礎知識⑥

嚴重的話，導致死亡

營養不良的話，人會怎麼樣？

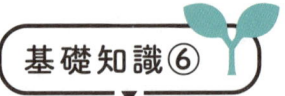

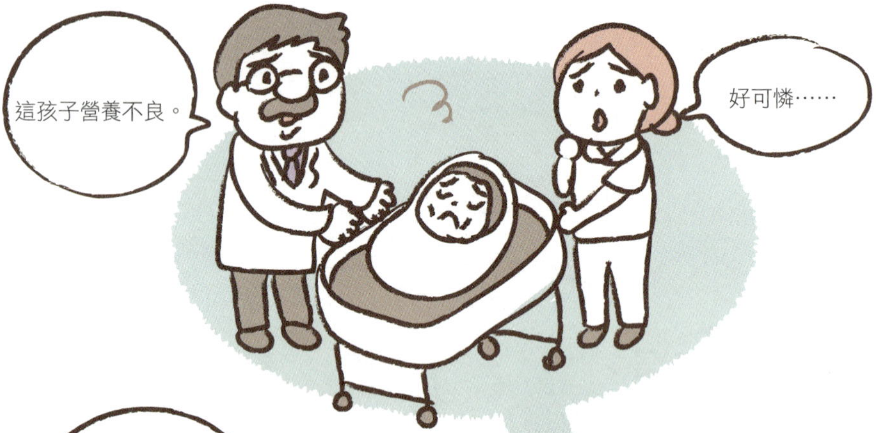
這孩子營養不良。
好可憐……

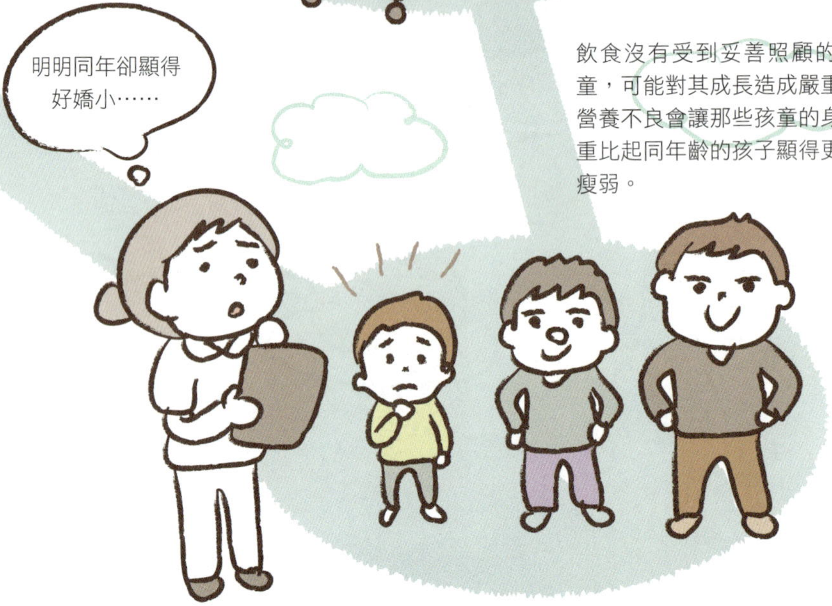
明明同年卻顯得
好嬌小……

飲食沒有受到妥善照顧的受虐孩童，可能對其成長造成嚴重影響。營養不良會讓那些孩童的身高、體重比起同年齡的孩子顯得更嬌小、瘦弱。

說明一下吧！

妨礙成長且難以維持生命

營養不良會導致身體的各種機能出現異常。如果在胎兒或新生兒時期出現營養不良的情況，就會引起中樞神經系統或智能發展的障礙，即便長大成人，身體也會變得體弱多病。如果是成人出現營養不良的情況，雖然不會對發展造成影響，但是，不是傷口變得不容易癒合，就是容易感染。甚至，如果營養不良的狀態一直持續，情況嚴重的話，將可能導致死亡。

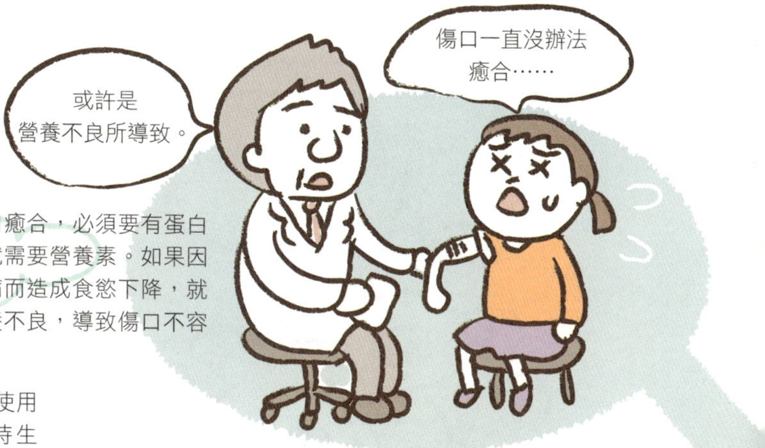
傷口一直沒辦法癒合……
或許是營養不良所導致。

若要促進傷口癒合，必須要有蛋白質的合成，就需要營養素。如果因為受傷或疾病而造成食慾下降，就會演變成營養不良，導致傷口不容易癒合。

如果沒有進食，身體就會使用蓄積在體內的熱量來維持生命。醣類或脂質的耗損並不會造成太大的問題，但是，如果持續營養不良，連蛋白質都出現耗損，就可能危及生命，甚至導致死亡。

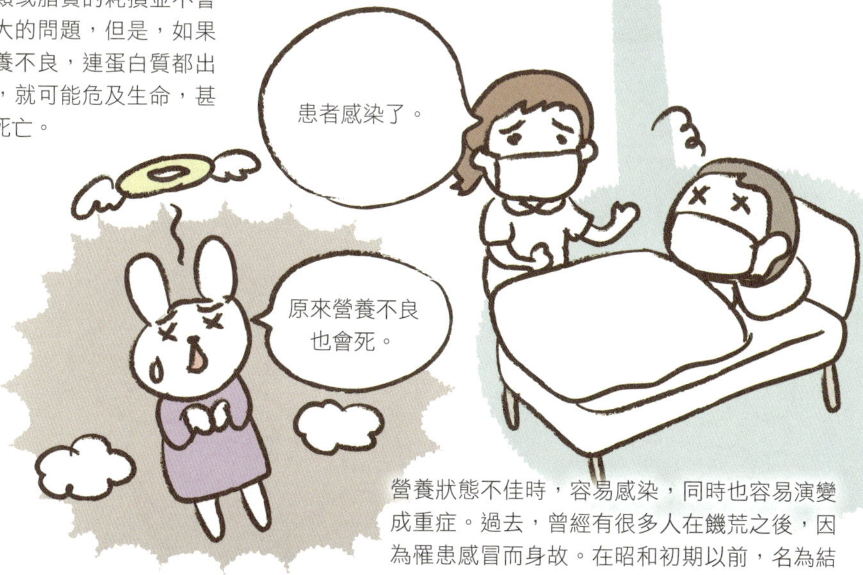
患者感染了。
原來營養不良也會死。

營養狀態不佳時，容易感染，同時也容易演變成重症。過去，曾經有很多人在饑荒之後，因為罹患感冒而身故。在昭和初期以前，名為結核病的傳染病曾經是日本第一的死亡原因。

基礎知識⑦

營養過剩也對身體有害

營養攝取過多會怎麼樣？

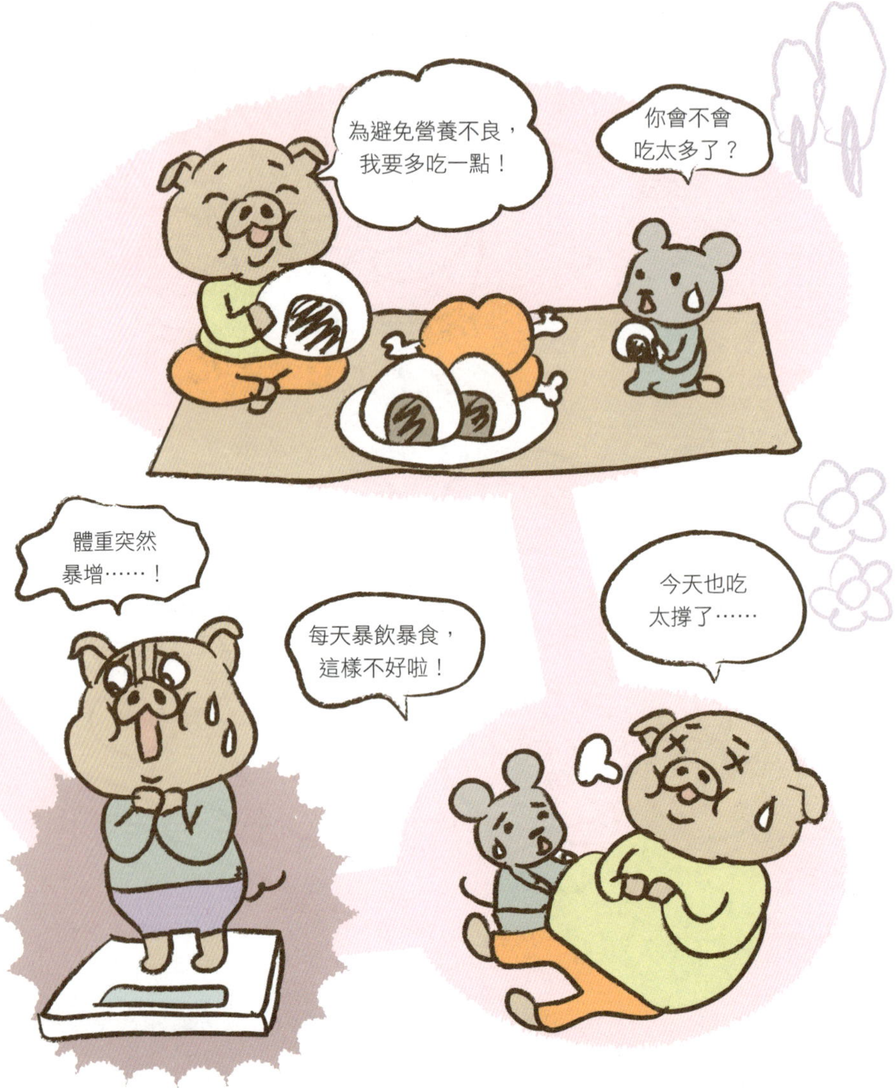
為避免營養不良，我要多吃一點！
你會不會吃太多了？
體重突然暴增……！
每天暴飲暴食，這樣不好啦！
今天也吃太撐了……

說明一下吧！

營養過剩會罹患性命攸關的疾病

營養不良會引起各式各樣的障礙，但是，這並不代表營養就該攝取愈多愈好。營養如果攝取過量，多餘的熱量就會轉化成體脂肪，形成肥胖。肥胖除了比較容易承受飢餓或寒冷之外，完全沒有半點好處。嚴格來說，營養過剩反而是壞處多多。容易引發糖尿病、高血脂症、高血壓等疾病，而這些疾病也可能帶來心肌梗塞或腦中風等關乎性命的疾病。

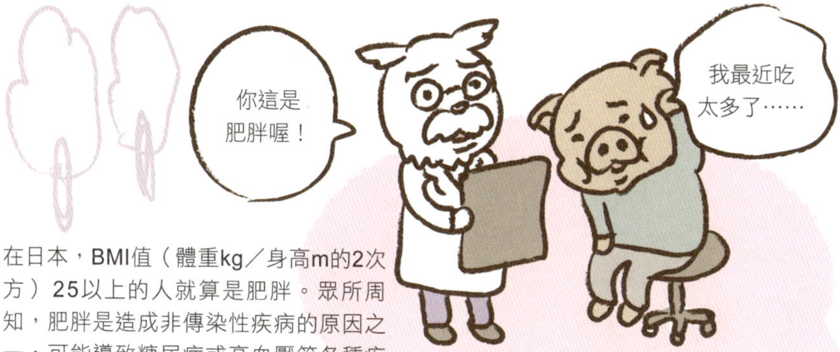
你這是
肥胖喔！
我最近吃
太多了……

在日本，BMI值（體重kg／身高m的2次方）25以上的人就算是肥胖。眾所周知，肥胖是造成非傳染性疾病的原因之一，可能導致糖尿病或高血壓等各種疾病。

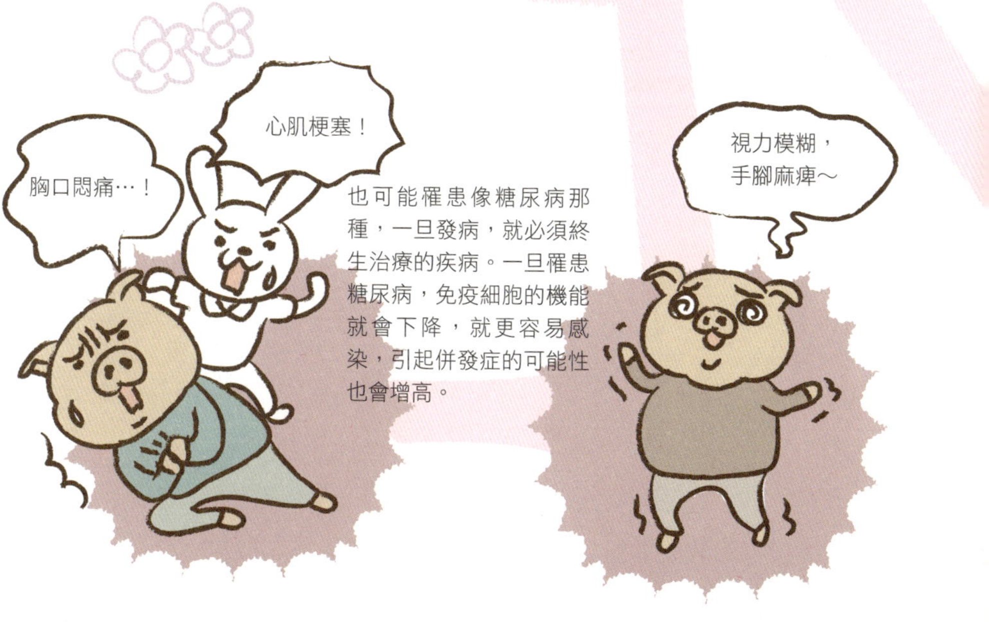
胸口悶痛…！
心肌梗塞！
視力模糊，
手腳麻痺～

也可能罹患像糖尿病那種，一旦發病，就必須終生治療的疾病。一旦罹患糖尿病，免疫細胞的機能就會下降，就更容易感染，引起併發症的可能性也會增高。

基礎知識⑧

營養失調引發各種疾病

現代人也會營養失調，真的嗎？

現代的營養失調

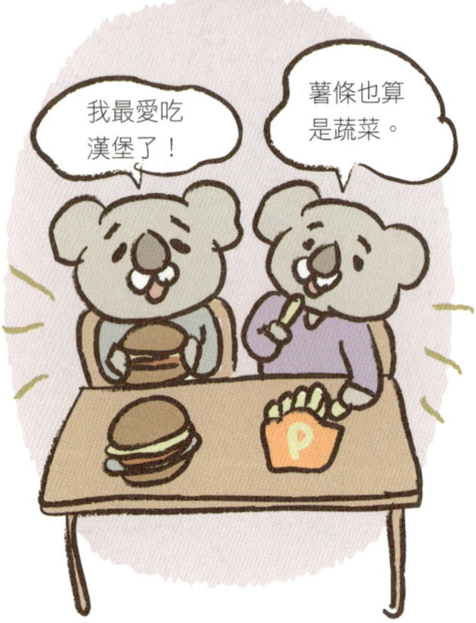

過去的營養失調

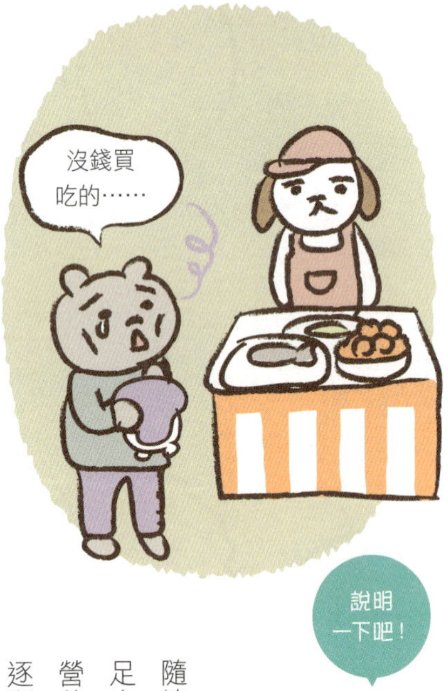

說明一下吧！

就算吃飽了，營養也未必足夠

雖然現在是個隨時隨地都有東西可吃，豐衣足食的年代，但是，陷入營養失調的年輕世代卻有逐漸增多的趨勢。原因就在於早已根深蒂固的歐美飲食文化。仰賴便利商店或速食店的飲食型態增多，才會引起醣類和脂質攝取過量，導致蛋白質、維生素和礦物質相對不足，呈現「卡路里足夠，但營養卻不足」的狀態。

例如，醣類攝取偏重的飲食生活，會大量消

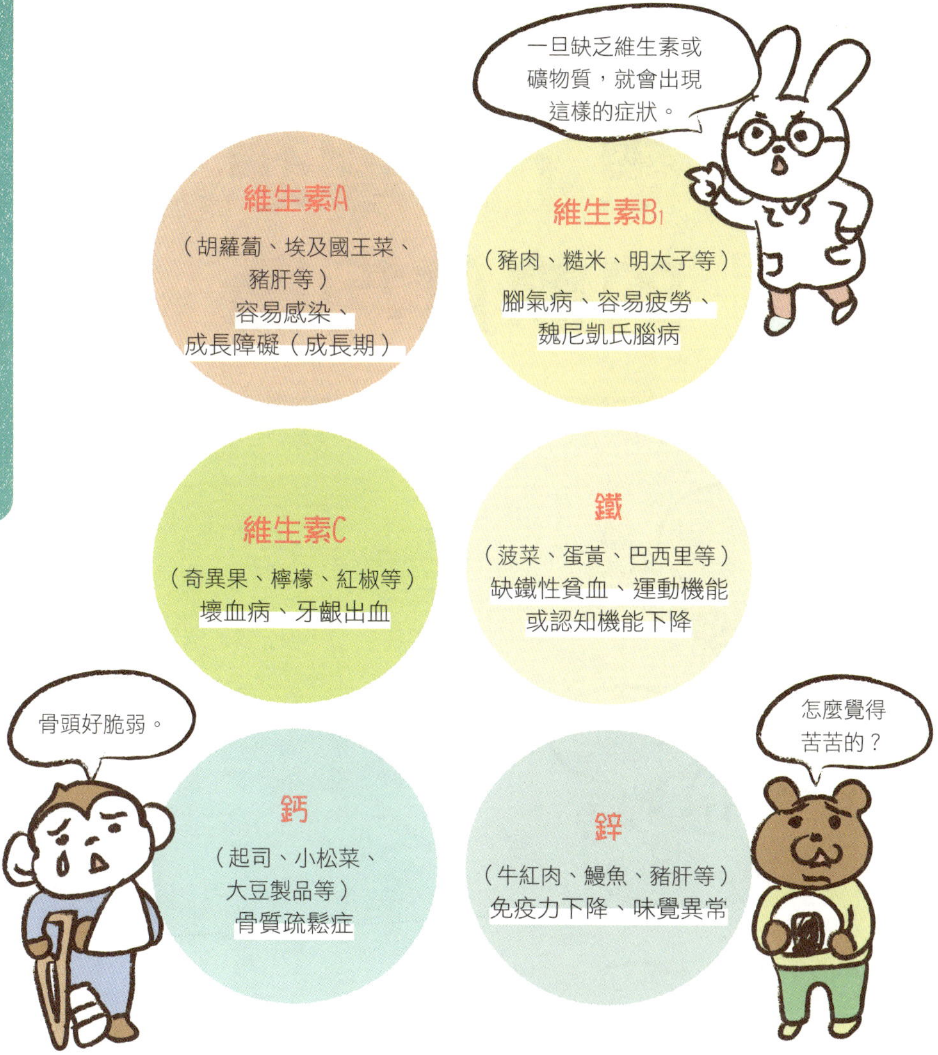
一旦缺乏維生素或礦物質，就會出現這樣的症狀。
維生素A
（胡蘿蔔、埃及國王菜、豬肝等）
容易感染、成長障礙（成長期）
維生素B1
（豬肉、糙米、明太子等）
腳氣病、容易疲勞、魏尼凱氏腦病
維生素C
（奇異果、檸檬、紅椒等）
壞血病、牙齦出血
鐵
（菠菜、蛋黃、巴西里等）
缺鐵性貧血、運動機能或認知機能下降
骨頭好脆弱。
鈣
（起司、小松菜、大豆製品等）
骨質疏鬆症
怎麼覺得苦苦的？
鋅
（牛紅肉、鰻魚、豬肝等）
免疫力下降、味覺異常

耗把醣類轉化成熱量的維生素B_1，進而導致維生素B_1不足。於是，後續就無法將醣類轉化成熱量，就會出現容易疲倦、頭暈等症狀。

不同於食物短缺所導致的營養失調，這種營養失調是由飲食生活的不均衡所引起，所以又被稱為「新型營養失調」或「隱性飢餓」，屬於現代的營養不足。因此，除了注意卡路里之外，營養均衡的飲食才是最重要的。

基礎知識⑨

主食、主菜、配菜是基本

想了解理想的飲食均衡

說明一下吧！

理想的飲食均衡 視覺上看起來 也很漂亮

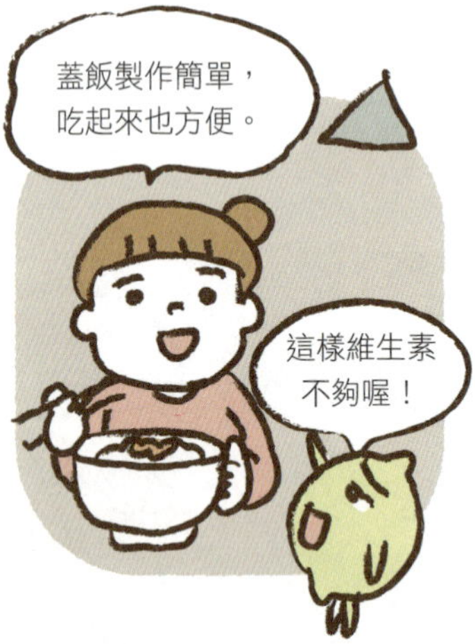
蓋飯製作簡單，吃起來也方便。
這樣維生素不夠喔！

日本厚生勞動省發表的「日本人飲食攝取標準」，標示各年齡層與性別每日所需的營養素攝取量。可是，每次備餐都必須遵守這些數值，實在是太困難了，因此，只要確實掌握維持營養均衡的訣竅，就沒問題了。

訣竅就是依照主食、主菜和配菜的套餐方式，規劃每天的餐點。主食是白飯、麵包等碳水化合物，主菜是肉、魚或大豆製品等蛋白質和脂質，配菜則是蔬菜、海菜等維生素或礦物質。只要按照3：2：1的比例攝取主食：配菜：主菜，就能實現理想的飲食均衡。如果要進一步改善營養均衡，也可以參考六大基礎食品群。

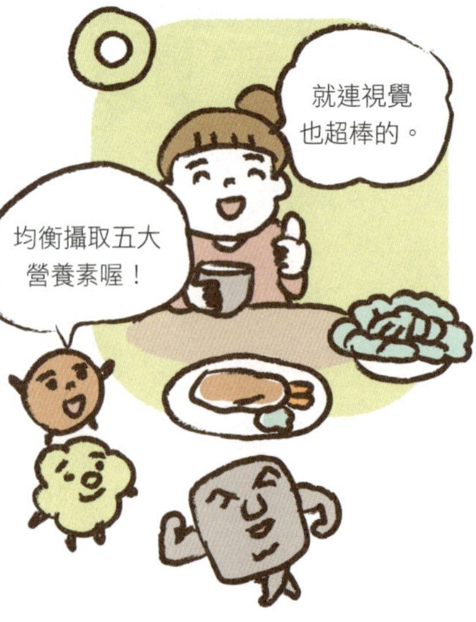
就連視覺也超棒的。
均衡攝取五大營養素喔！

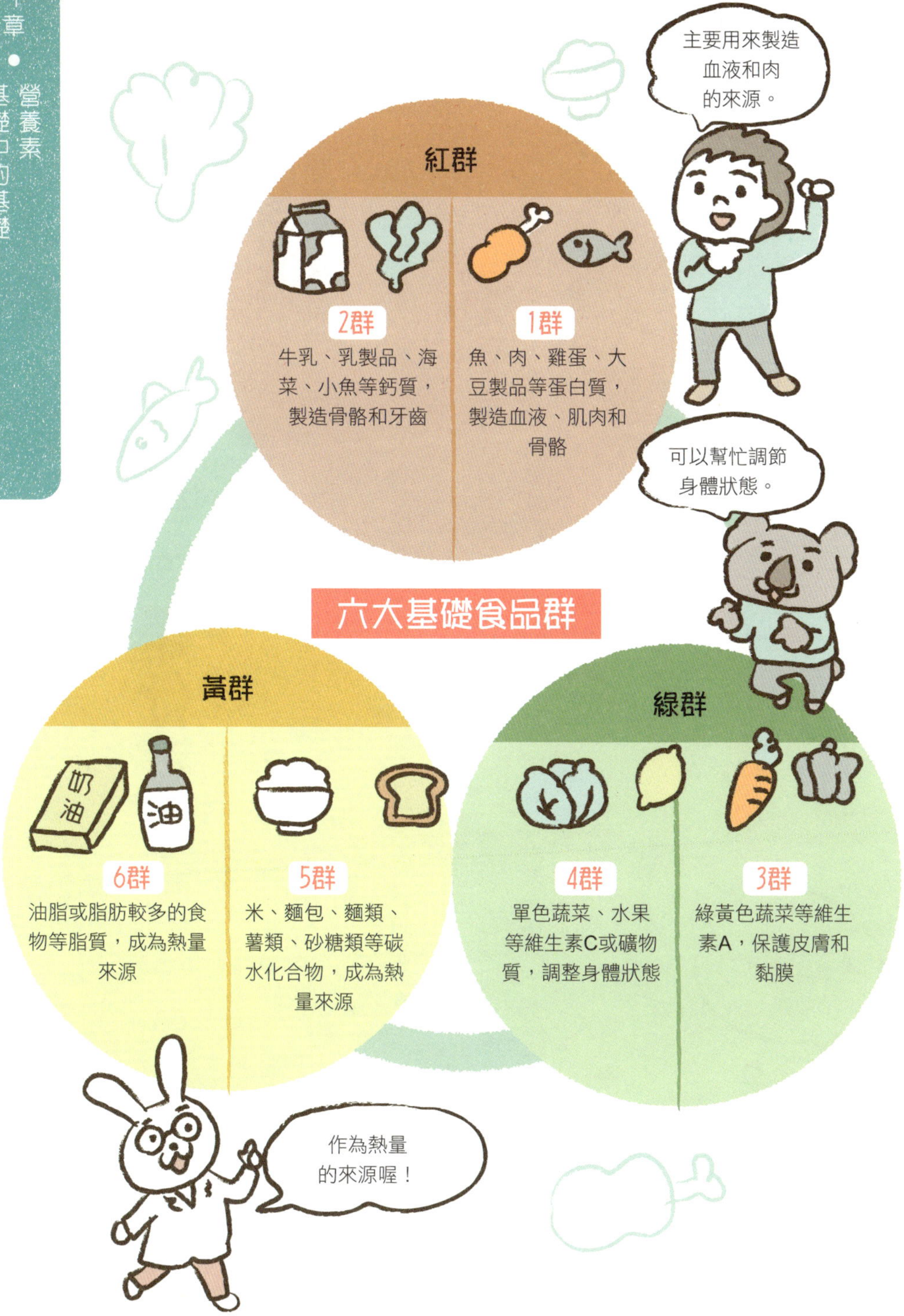
主要用來製造血液和肉的來源。
紅群
2群
牛乳、乳製品、海菜、小魚等鈣質，製造骨骼和牙齒
1群
魚、肉、雞蛋、大豆製品等蛋白質，製造血液、肌肉和骨骼
可以幫忙調節身體狀態。
六大基礎食品群
黃群
奶油
油
6群
油脂或脂肪較多的食物等脂質，成為熱量來源
5群
米、麵包、麵類、薯類、砂糖類等碳水化合物，成為熱量來源
綠群
4群
單色蔬菜、水果等維生素C或礦物質，調整身體狀態
3群
綠黃色蔬菜等維生素A，保護皮膚和黏膜
作為熱量的來源喔！

COLUMN 1

小心「飲水過量」！可怕的「水中毒」是什麼？

注意攝取適度的水量

「水不管怎麼喝，都不會有壞處吧？」應該不少人都有這樣的想法吧！

其實這種想法是非常危險的。如果喝超過一天所需的水量，就會對腎臟造成負擔，甚至引起「水中毒」。

水中毒是指，血液裡面的鈉（鹽分）濃度偏低，陷入「低血鈉症」（hyponatremia）的狀態。主要有暈眩、頭痛或腹瀉等症狀，狀態惡化之後，會產生噁心、嘔吐、錯亂、意識障礙、性格改變、呼吸困難等情況。如果病情陷入重症，就有失去生命的危險。許多養生或美容方法都會建議多喝水，但是，千萬不要只因為是水，就過量飲用，千萬要特別注意。

水分攝取量的標準是一天約二點五公升。因為成人透過汗水、呼氣和排泄，從體內排出的水量也是相同的份量。

可是，咖啡或酒類等利尿作用較高的飲品，會導致排出的水分多於攝入的水分，所以不適合用來補充水分，必須多加注意。

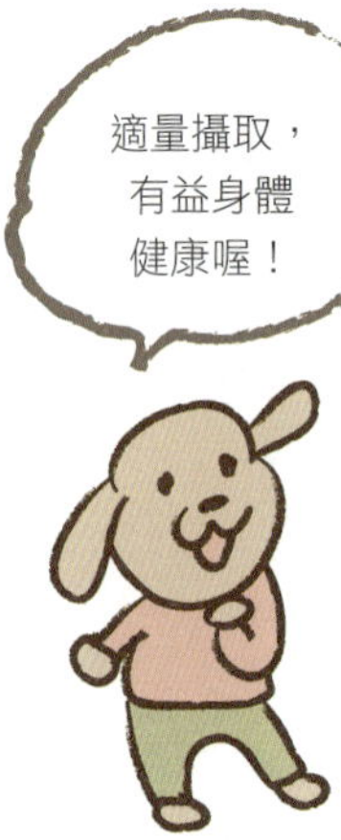
適量攝取，
有益身體
健康喔！

2章

你應該知道的巨量營養素基礎

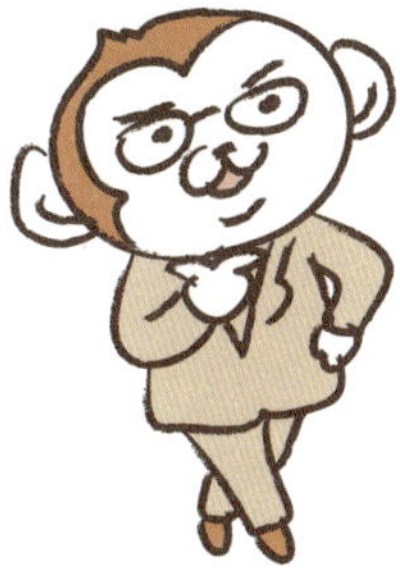

「巨量營養素」是對人體而言最重要的營養素。「碳水化合物」、「蛋白質」、「脂質」的作用各不相同，特徵也完全不一樣。掌握各自的作用和特徵，並在學習正確的知識後攝取飲食吧！

巨量營養素①

提供的熱量比其他營養素更多

想了解碳水化合物的功能

碳水化合物的醣類會馬上轉變成熱量，如果攝取過量，醣類就會以脂肪的狀態蓄積在體內。所以要避免攝取過量。

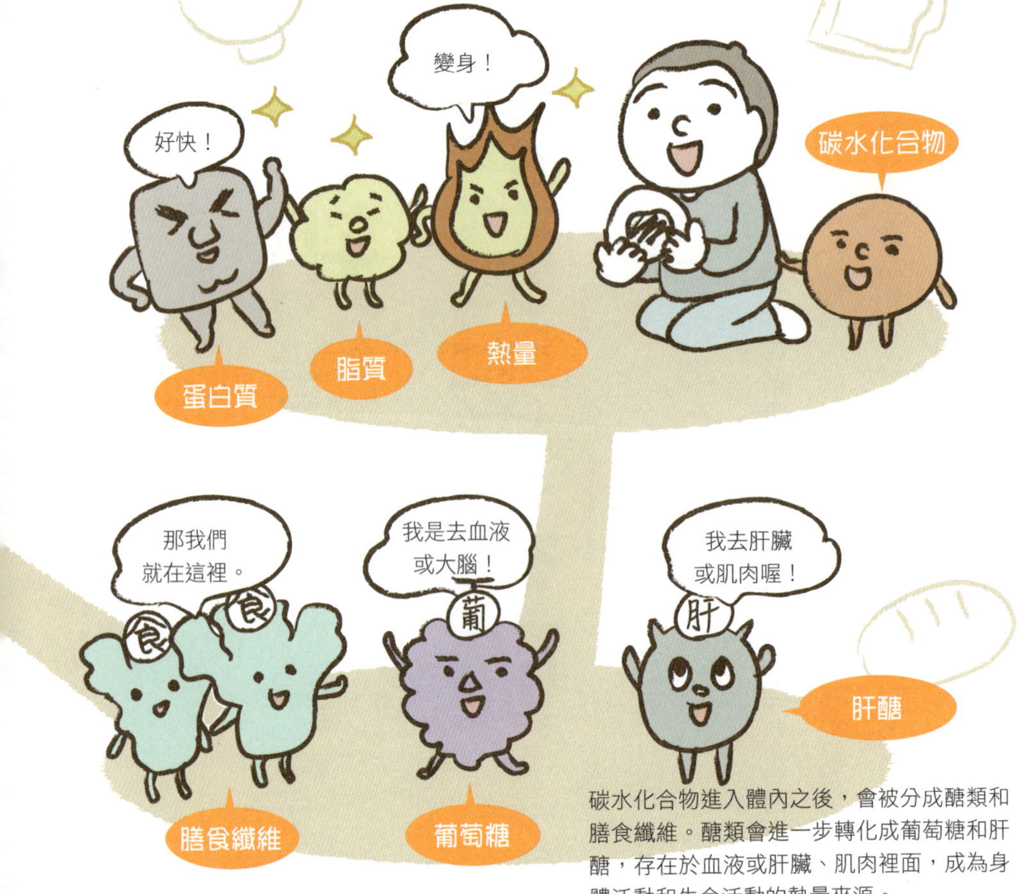

變身！
好快！
碳水化合物
蛋白質
脂質
熱量
那我們
就在這裡。
食
食
我是去血液
或大腦！
葡
我去肝臟
或肌肉喔！
肝
肝醣
膳食纖維
葡萄糖

碳水化合物進入體內之後，會被分成醣類和膳食纖維。醣類會進一步轉化成葡萄糖和肝醣，存在於血液或肝臟、肌肉裡面，成為身體活動和生命活動的熱量來源。

說明一下吧！

身體活動與生命活動的主要熱量來源

碳水化合物被分成作為熱量來源的醣類，以及不會被消化、吸收的膳食纖維。每公克的醣類可產出四大卡的熱量，同時也是巨量營養素當中，熱量轉化速度最快的營養素。

醣類會在體內被分解成好幾種醣，在血液裡面是葡萄糖，存在於肝臟和肌肉的則是肝醣（glycogen）。葡萄糖是促進大腦效率的熱量來源，同時也會用於DNA的組成成分。

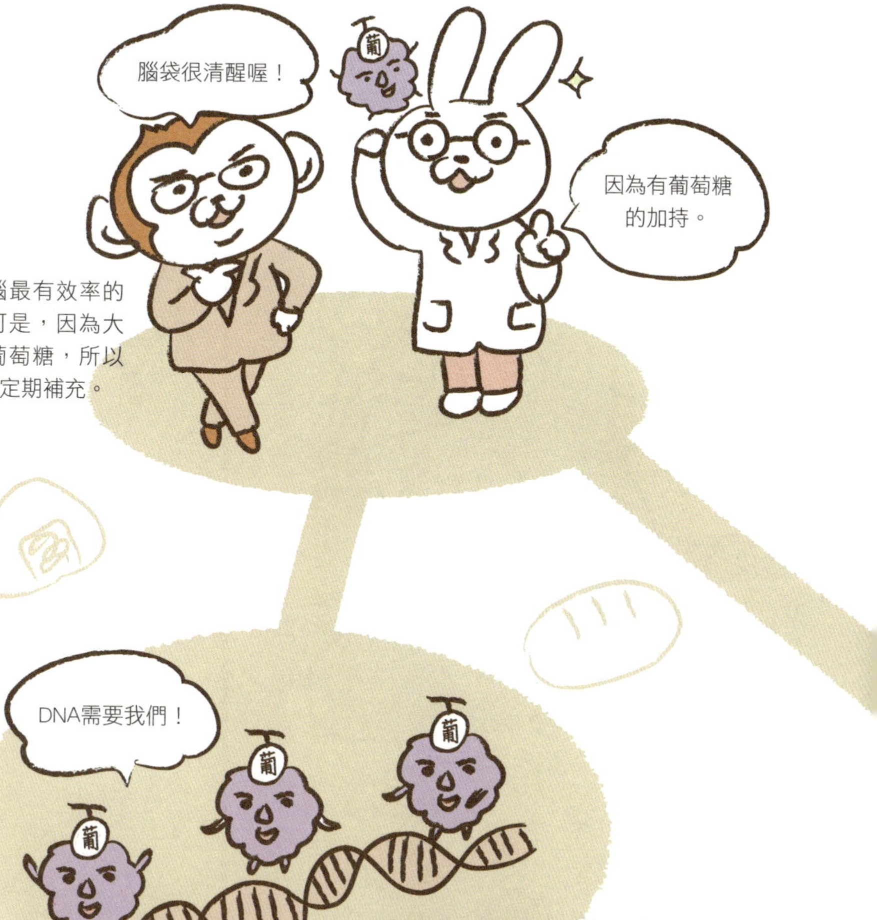
腦袋很清醒喔！
因為有葡萄糖的加持。
葡
DNA需要我們！
葡
葡
葡

葡萄糖是大腦最有效率的熱量來源。可是，因為大腦無法儲存葡萄糖，所以必須透過飲食定期補充。

葡萄糖也是攜帶遺傳密碼（genetic code）的DNA和RNA生物合成（biosynthesis）的成分。另外，和蛋白質結合之後會形成醣蛋白（glycoprotein），成為細胞等的組成成分。

巨量營養素②

哪些食品含有大量碳水化合物？

含量較多的是添加砂糖的食物

說明一下吧！

代謝關鍵取決於怎麼吃

砂糖是碳水化合物（醣類）含量最多的食物。每一百公克的砂糖約有九十九點三公克含有醣類。白飯、麵包和麵食等主食材料的穀類也含有許多醣類，是熱量的主要供應來源。

必須注意的是，醣類如果

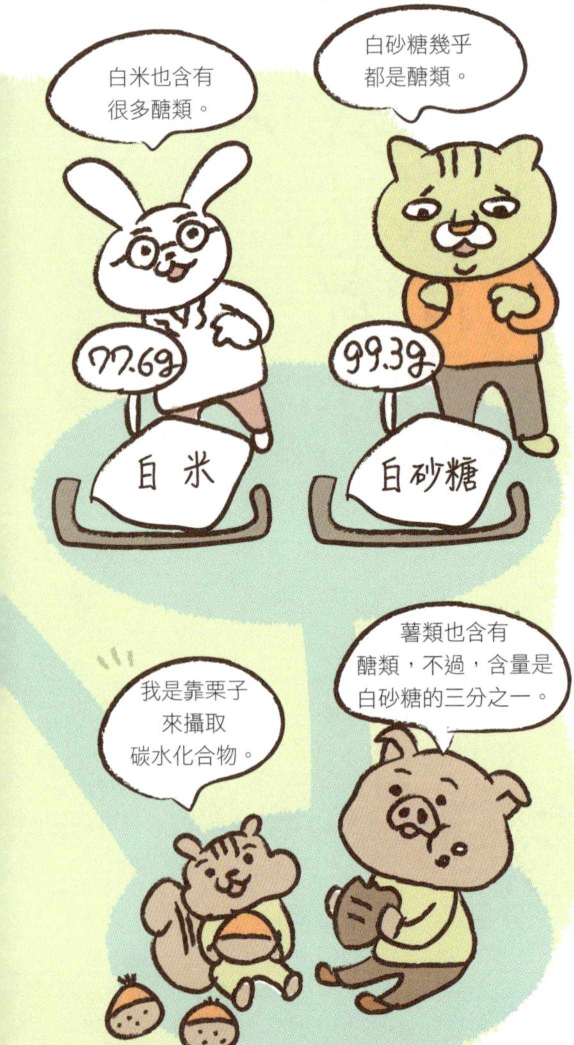

白砂糖幾乎都是醣類。
白米也含有很多醣類。
99.3g
白砂糖
77.6g
白米
薯類也含有醣類，不過，含量是白砂糖的三分之一。
我是靠栗子來攝取碳水化合物。

沒有搭配維生素B群一起攝取，就不會在體內被代謝，進而被當成熱量使用。例如，糙米和胚芽米含有維生素B群，但是，白米幾乎不含，所以就必須搭配富含維生素B群的小菜一起食用。沒有被代謝的多餘葡萄糖會以肝醣的型態蓄積，然後視情況需要而被消耗，如果最終仍然有過量的情況，葡萄糖就會以三酸甘油酯（triglycerides）的型態蓄積在體內。也就是說，為了有效地把醣類轉化成熱量，同時預防過量的醣類囤積，協同飲食是非常重要的事情。

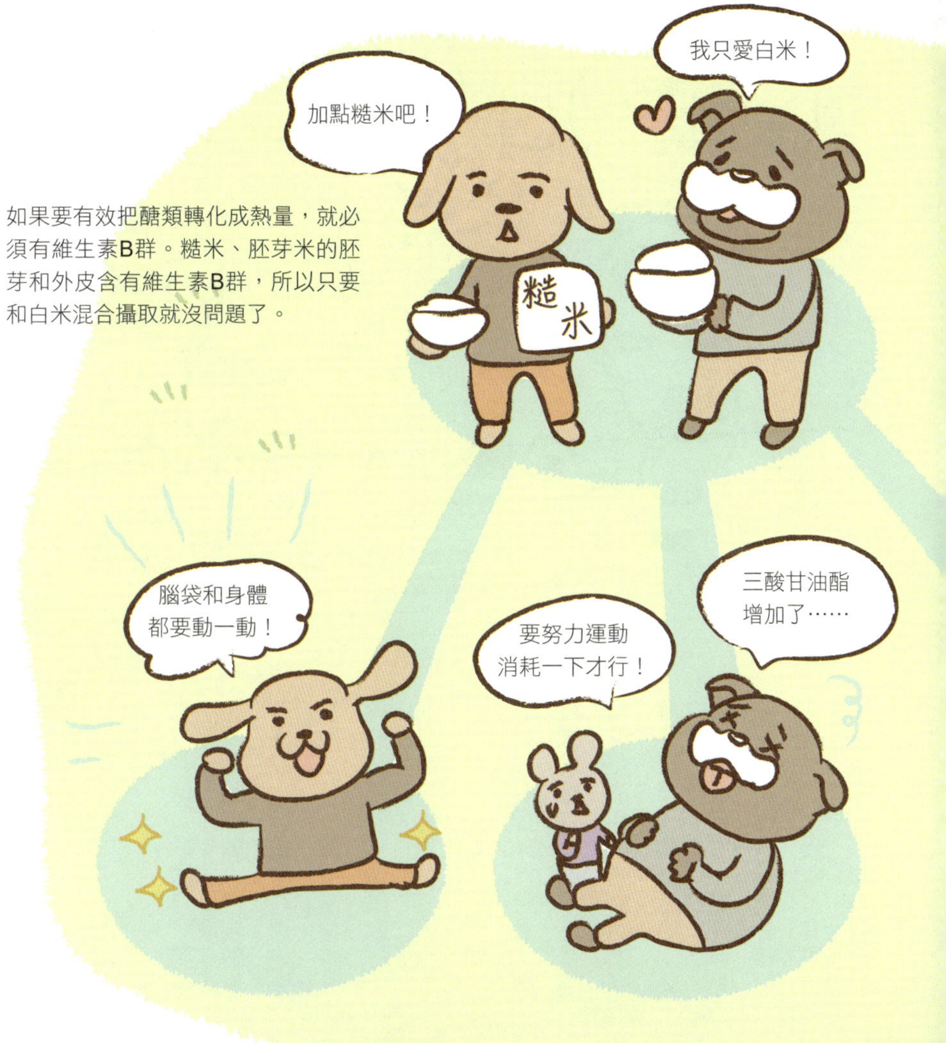
我只愛白米！
加點糙米吧！
糙米
腦袋和身體
都要動一動！
三酸甘油酯
增加了……
要努力運動
消耗一下才行！

如果要有效把醣類轉化成熱量，就必須有維生素B群。糙米、胚芽米的胚芽和外皮含有維生素B群，所以只要和白米混合攝取就沒問題了。

巨量營養素③

限制醣類自有明確的理由

低醣飲食真的有效嗎？

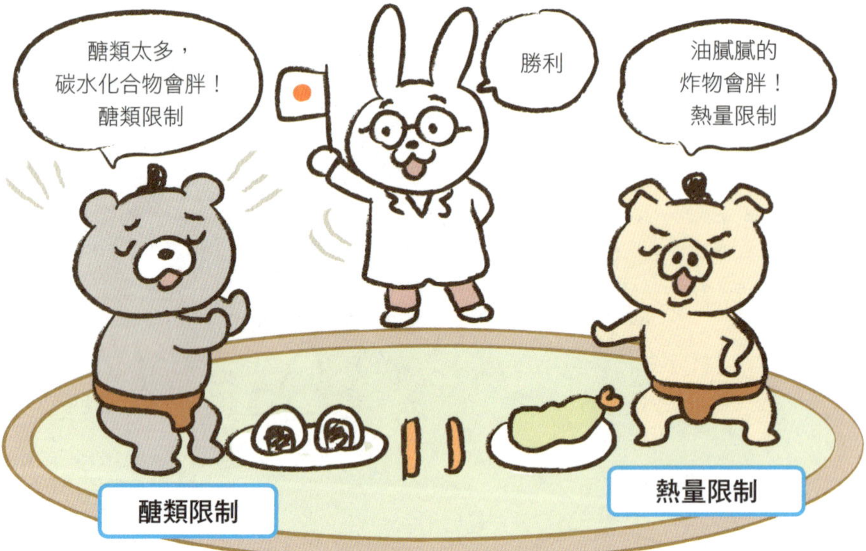
醣類太多，
碳水化合物會胖！
醣類限制
勝利
油膩膩的
炸物會胖！
熱量限制
醣類限制
熱量限制

說明一下吧！

一旦醣類不足，身體就會燃燒脂肪來產生熱量

過去，人們都是建議體重超標的人控制熱量的攝取，但是現在則是慢慢改口，「如果想瘦身，就應該限制醣類攝取」。這是有正當理由的。

如果要製造熱量，就必須有醣類，但是，醣類如果攝取過量，沒有被當成熱量使用的葡萄糖就會多出來。胰臟分泌的胰島素（insulin）會把殘留在血液裡面的葡萄糖轉化成肝醣，然後貯藏在肌肉或肝臟中。如果轉化成肝

醣類增加的機制

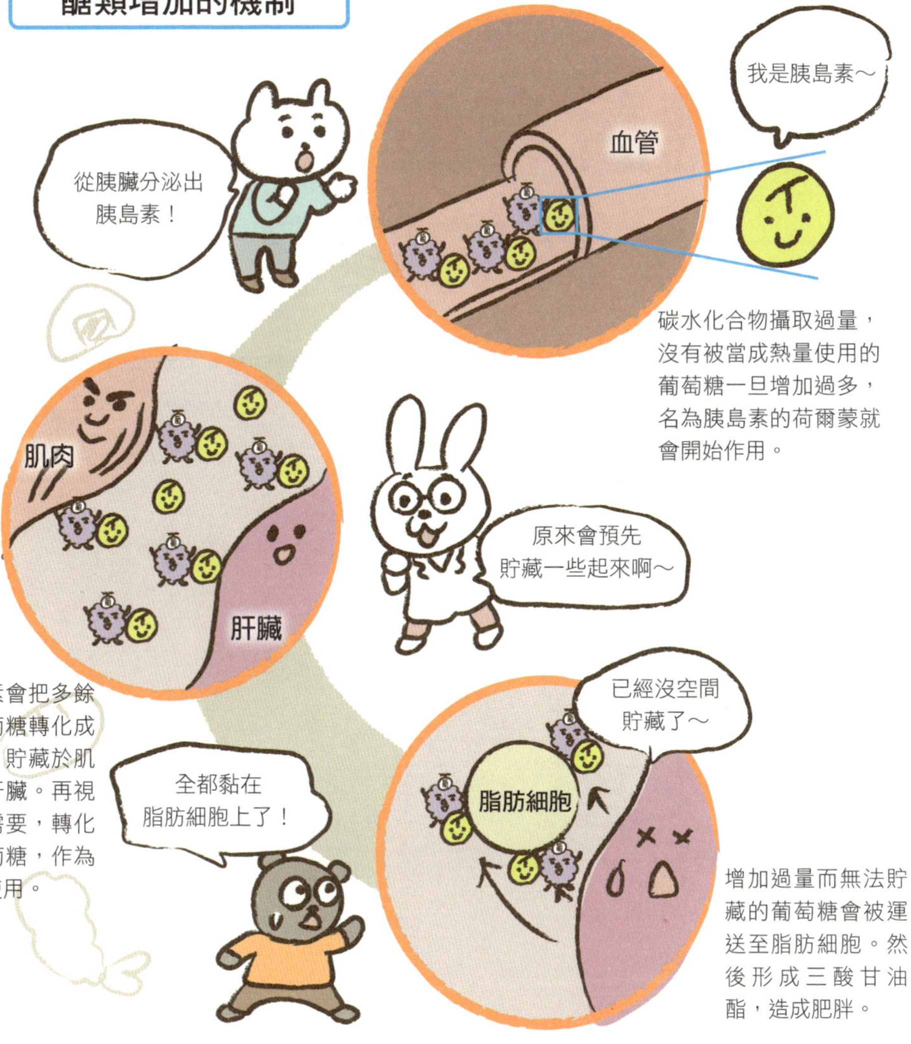
從胰臟分泌出
胰島素！
血管
我是胰島素～
碳水化合物攝取過量，沒有被當成熱量使用的葡萄糖一旦增加過多，名為胰島素的荷爾蒙就會開始作用。
肌肉
肝臟
原來會預先
貯藏一些起來啊～
胰島素會把多餘的葡萄糖轉化成肝醣，貯藏於肌肉和肝臟。再視情況需要，轉化回葡萄糖，作為熱量使用。
全都黏在
脂肪細胞上了！
已經沒空間
貯藏了～
脂肪細胞
增加過量而無法貯藏的葡萄糖會被運送至脂肪細胞。然後形成三酸甘油酯，造成肥胖。

醣後還有剩餘，葡萄糖就會以脂肪的型態被囤積在體內。也就是說，肥胖的原因就是因為醣類攝取過量。

相反的，如果限制醣類的攝取，體內的葡萄糖就會不足，因此為了獲取熱量，身體就會把貯藏在肌肉或肝臟的肝醣轉化回葡萄糖，或者是燃燒脂肪。脂肪一旦被燃燒，自然就會變瘦。可是，過份誇張的低醣飲食還是必須避免。

巨量營養素④

也是導致肥胖、暴飲暴食的原因！

聽說有醣中毒，真的嗎？

說明一下吧！

大腦攝取到醣類，就會感到幸福

攝取醣類，血糖上升之後，大腦就會分泌多巴胺（dopamine）和血清素（serotonin）。身體就能因此而獲得快感，感到興奮。當大腦記住這種快樂之後，就算身體不需要醣類，還是會為了得到快樂而渴望醣類。

當你吃了促使血糖快速上升的食物，身體就會為了降低血糖而分泌大量胰島素，就會導致情緒焦慮或是嗜睡。為了抑制那種不舒服的症狀，身體就會變得更渴望醣類，呈現非攝取醣類不可的中毒狀態。據說糖癮症就像吸毒一樣，所以必須注意避免攝取過量。

醣類是重要的營養素，必須積極攝取才行。
不會吃太多嗎？
啊～好幸福～

攝取醣類後，大腦會釋放被稱為腦內麻醉物質的多巴胺和被稱為幸福荷爾蒙的血清素，進而獲得快樂。獲得這種快樂的點稱為極樂點。

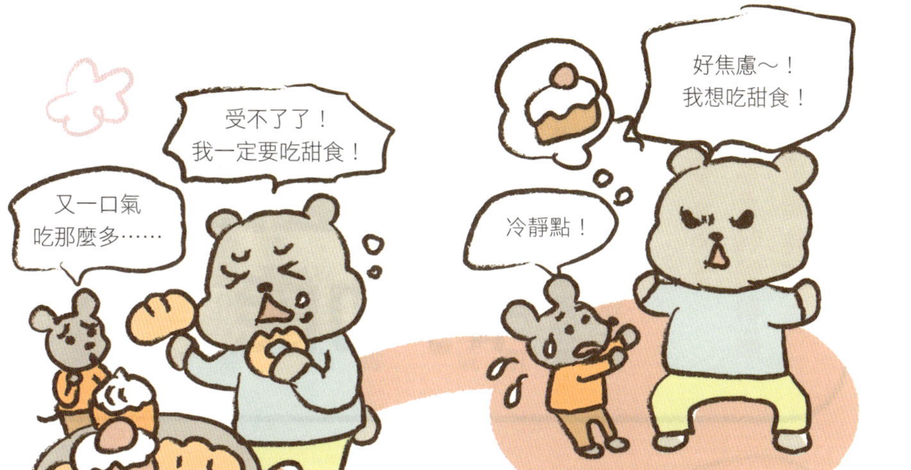
又一口氣
吃那麼多……
受不了了！
我一定要吃甜食！
好焦慮～！
我想吃甜食！
冷靜點！

含有大量醣類的食物能夠馬上轉化成熱量，相對之下，血糖也會隨之急遽上升。當血糖在餐後30分鐘內達到高峰，身體就會分泌大量的胰島素，然後血糖就會快速下降，使身體出現睏倦或焦慮等症狀。

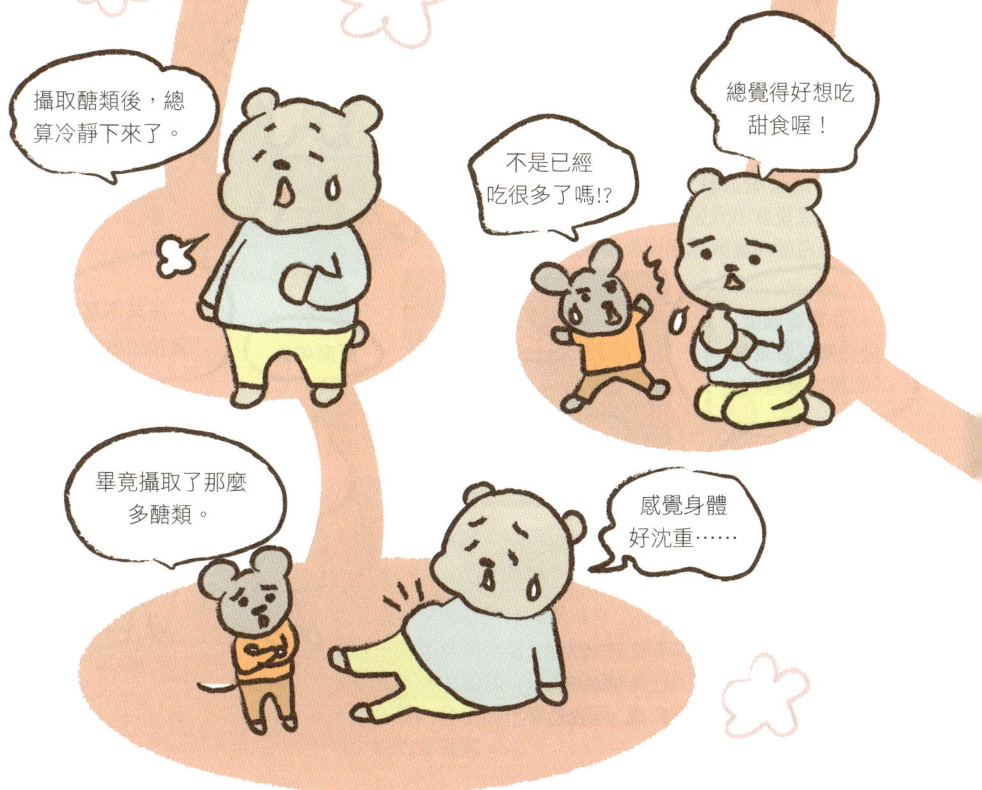
總覺得好想吃
甜食喔！
不是已經
吃很多了嗎!?
攝取醣類後，總
算冷靜下來了。
感覺身體
好沈重……
畢竟攝取了那麼
多醣類。

巨量營養素⑥

肉類、海鮮、穀物，通通都有

哪些食品含有蛋白質？

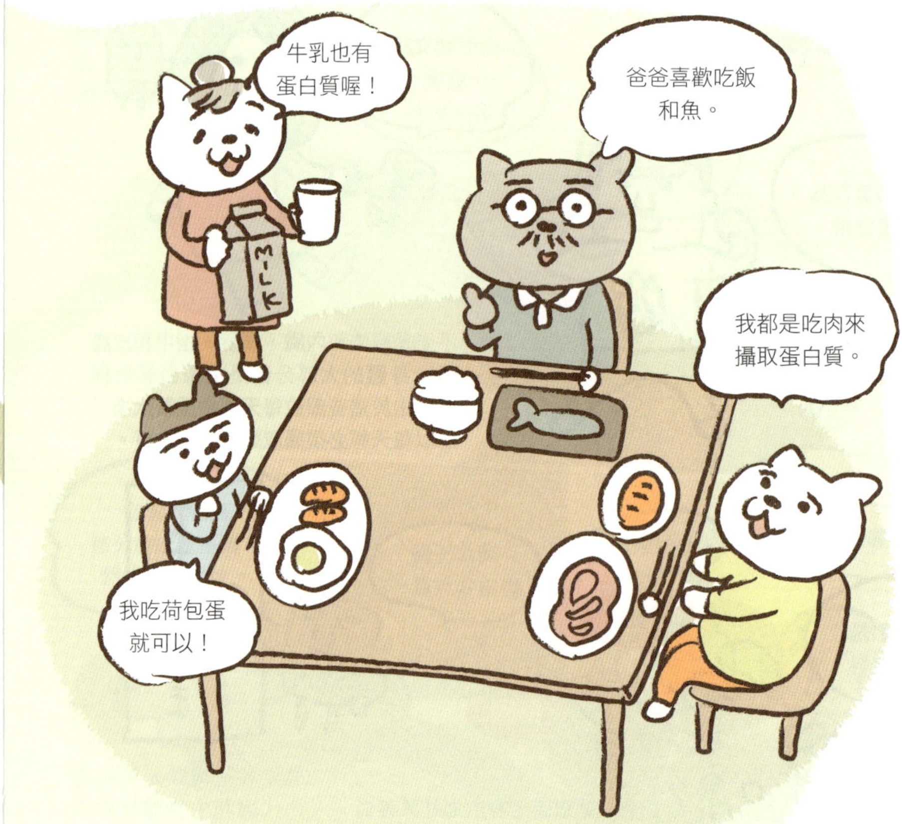

牛乳也有蛋白質喔！
爸爸喜歡吃飯和魚。
我都是吃肉來攝取蛋白質。
我吃荷包蛋就可以！
MILK

說明一下吧！

動物性食品和大豆製品富含蛋白質

富含蛋白質的食品是肉、魚、蛋、乳製品和大豆製品。作為主食的米和小麥等穀物也含有蛋白質，是非常重要的供給源之一。

就跟醣類代謝需要維生素B群一樣，若要更有效地利用體內的蛋白質，就必須搭配維生素B群一起攝取。其中，維生素B_6和B_{12}更是合成、分解蛋白質所不可欠缺的營養素，因此，必須注意協同飲食的部分。

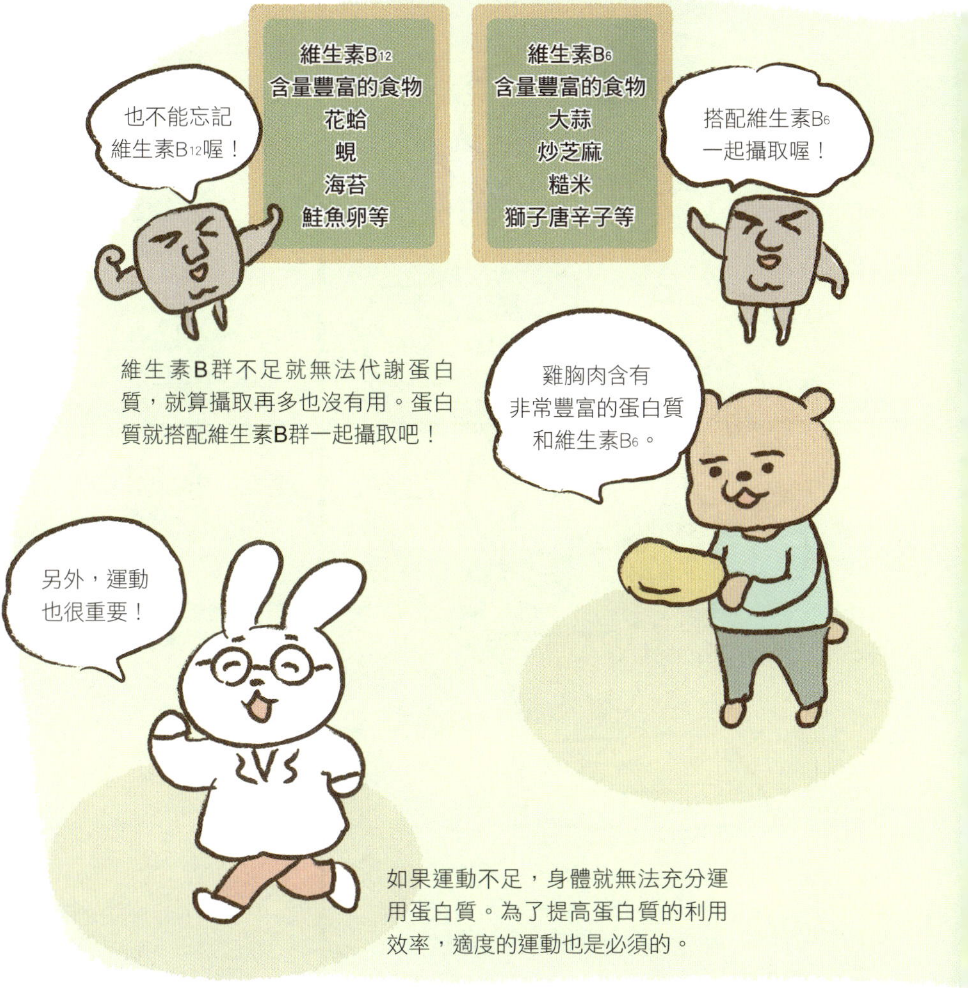
搭配維生素B6
一起攝取喔！
維生素B6
含量豐富的食物
大蒜
炒芝麻
糙米
獅子唐辛子等
維生素B12
含量豐富的食物
花蛤
蜆
海苔
鮭魚卵等
也不能忘記
維生素B12喔！
雞胸肉含有
非常豐富的蛋白質
和維生素B6。
另外，運動
也很重要！

維生素B群不足就無法代謝蛋白質，就算攝取再多也沒有用。蛋白質就搭配維生素B群一起攝取吧！

如果運動不足，身體就無法充分運用蛋白質。為了提高蛋白質的利用效率，適度的運動也是必須的。

減肥時期一定要攝取

不攝取蛋白質會怎麼樣？

說明一下吧！

蛋白質不足會形成易胖體質

如果因為不喜歡運動，只是靠飲食控制來減肥的話，到頭來還是會復胖。為什麼呢？因為飲食控制也會減少蛋白質的攝取量。蛋白質是製造肌肉的營養素，所以蛋白質不足的話，肌肉也會跟著減少。

肌肉量一旦減少，基礎代謝

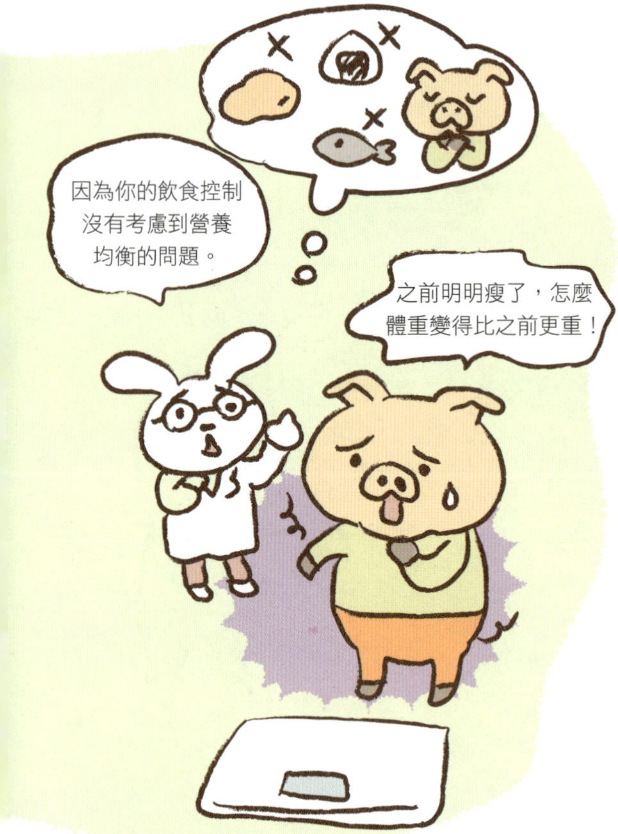
因為你的飲食控制沒有考慮到營養均衡的問題。
之前明明瘦了，怎麼體重變得比之前更重！

如果飲食控制導致蛋白質不足，肌肉就會優先被分解，被用來作為熱量使用。可是，因為沒有製造新的肌肉，所以基礎代謝就會下降，使身體變成易胖體質。

也會下降，就容易形成熱量燃燒較差的易胖體質。飲食控制期間，體重的確會有短時間的減輕。但是，極端的飲食控制無法持續太久。如果在基礎代謝下降的情況下，恢復原本的飲食習慣，當然就會馬上復胖。而且，復胖的時候只會增加脂肪，肌肉並不會恢復。如果要減肥，就要確實攝取蛋白質，不要只是減少飲食，搭配運動也是非常重要的事情。

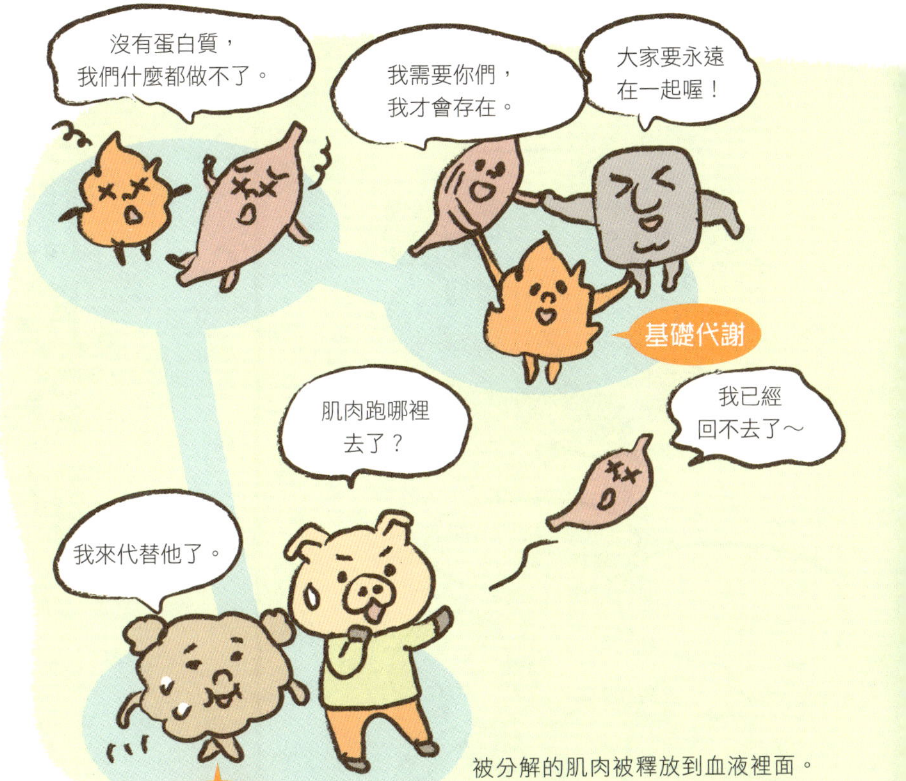
沒有蛋白質，
我們什麼都做不了。
我需要你們，
我才會存在。
大家要永遠
在一起喔！
基礎代謝
肌肉跑哪裡
去了？
我已經
回不去了～
我來代替他了。
脂肪

被分解的肌肉被釋放到血液裡面。失去的肌肉不會再恢復，身體曲線會因為肌肉減少而不再明顯，理想體型就會離自己愈來愈遠。

蛋白質不容易形成脂肪，真的嗎？

幾乎被熱量消耗或變成尿！

說明一下吧！

不僅不會被蓄積成體脂肪，還能有飽足感

為了避免肌肉減少，應該積極攝取蛋白質，除此之外，還有一個蛋白質適合瘦身的理由。那就是就算攝取過量，蛋白質還是很難被轉化成脂肪。例如，醣類一旦攝取過量，多出來的部分就會被轉化成脂肪。雖然蛋白質也有一部分會被轉

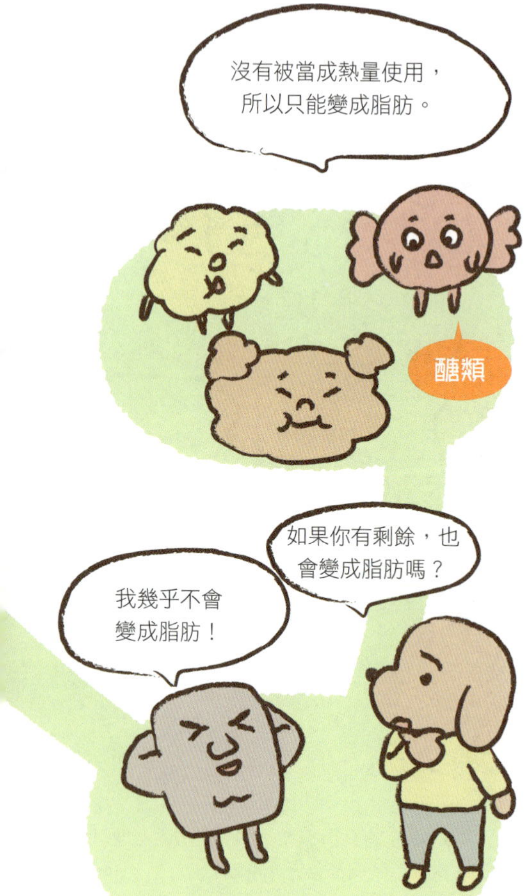
沒有被當成熱量使用，所以只能變成脂肪。
醣類
如果你有剩餘，也會變成脂肪嗎？
我幾乎不會變成脂肪！

化成脂肪，但是，大部分的蛋白質不是被當成熱量使用，就是被用來製造身體，剩餘的部分則是隨著尿液一起排出體外。

甚至，蛋白質也和抑制食慾的荷爾蒙分泌有關，具有提高餐後飽足感的作用。明明吃得很飽，卻很快就感到肚子餓，或許就是因為蛋白質不足。只要確實攝取蛋白質，感受到空腹感的時間就會減少，自然就可以避免暴飲暴食。

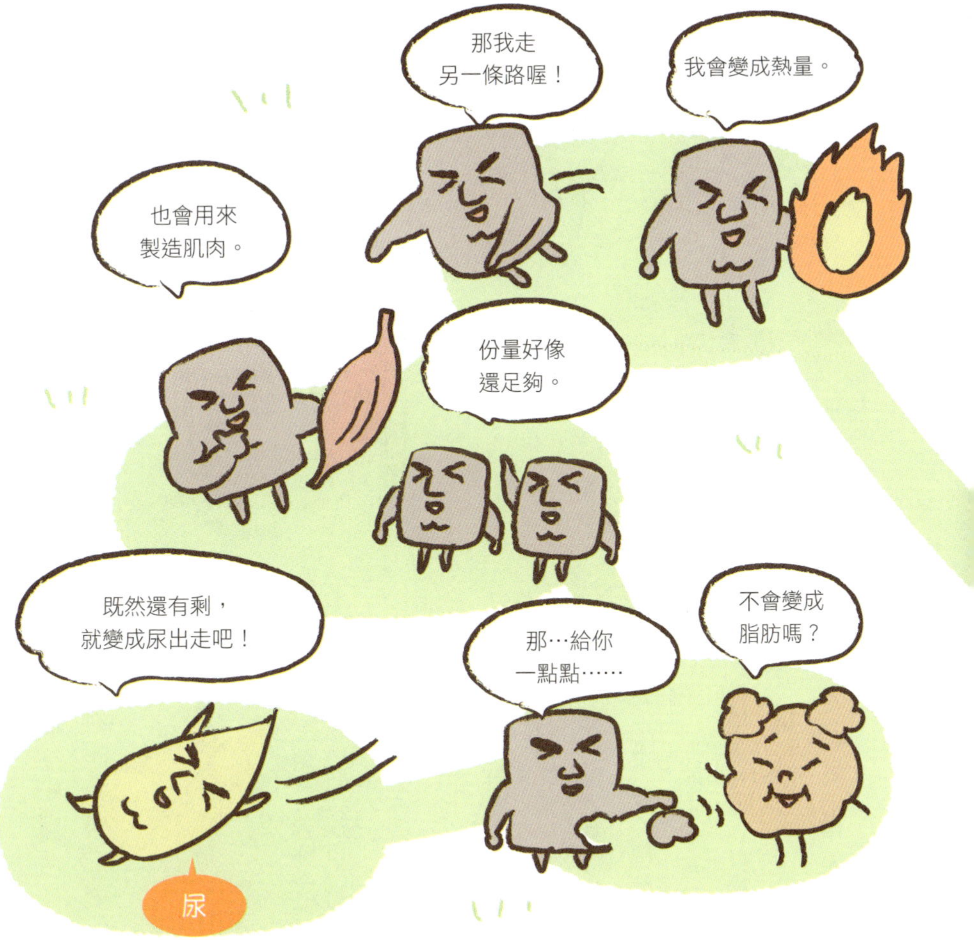
我會變成熱量。
那我走另一條路喔！
也會用來製造肌肉。
份量好像還足夠。
不會變成脂肪嗎？
那…給你一點點……
既然還有剩，就變成尿出走吧！
尿

巨量營養素⑨

肌肉合成的早晨是最理想的

什麼時候該吃蛋白質？

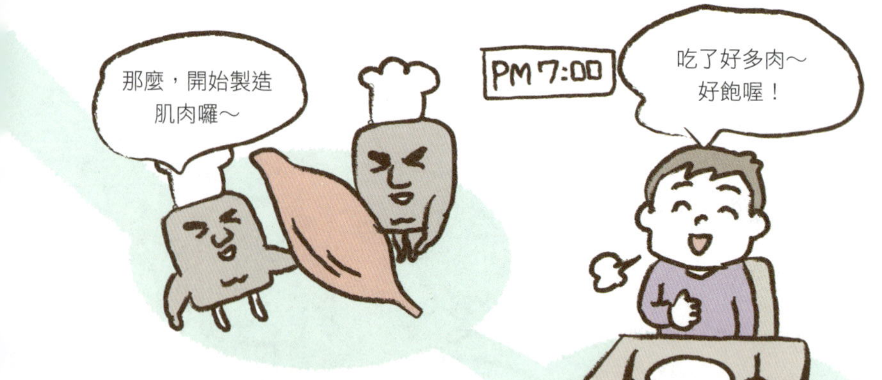
那麼，開始製造肌肉囉～
PM 7:00
吃了好多肉～好飽喔！

晚餐較常攝取肉或魚等蛋白質豐富的食物。攝取之後，肌肉就會進行肌肉蛋白質的合成。

說明一下吧！

增加肌肉量，打造不易胖體質

蛋白質當然是餐餐適量攝取最好，不過，尤其建議利用早餐時段攝取。當蛋白質進入體內之後，肌肉會進行肌肉蛋白質的合成。可是，隨著時間的流逝，肌肉又會從合成開始轉向分解。一天當中，兩餐之間間隔最長的是晚餐和早餐。也就是說，蛋白質的供給會在早晨之前停滯，而在供給停滯的這段期間，肌肉只會進行分解。所以早餐攝取大量蛋白質，把代謝的開晚餐和早餐之間呈現空窗期，沒有供給新的蛋白質。於是肌肉就會從合成轉變成分解。

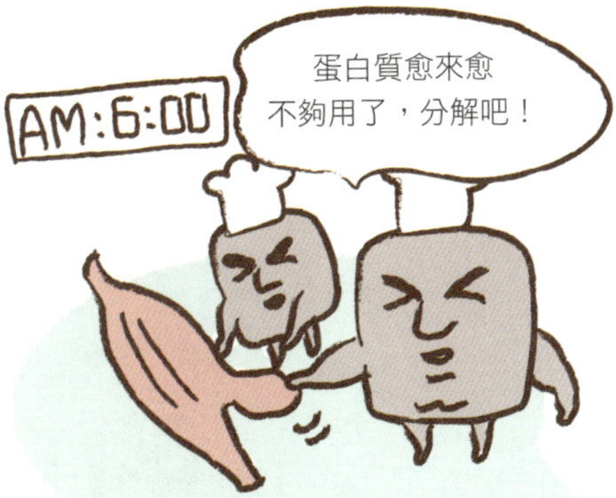
AM:6:00
蛋白質愈來愈
不夠用了，分解吧！

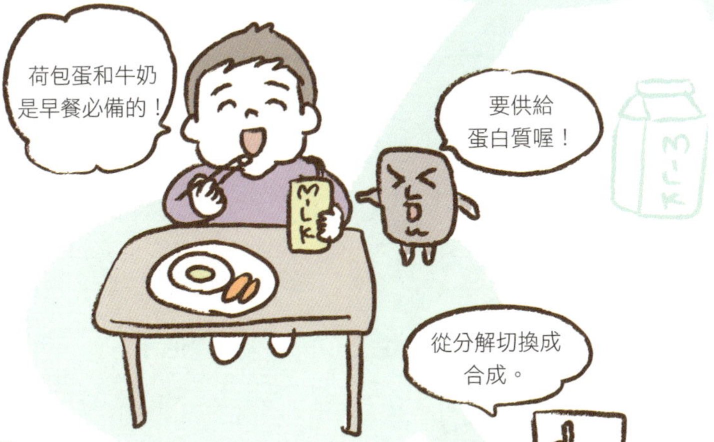
荷包蛋和牛奶
是早餐必備的！
要供給
蛋白質喔！
MILK

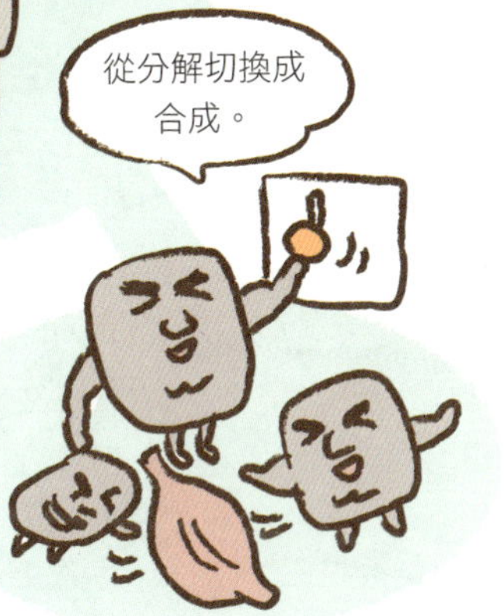
從分解切換成
合成。

為了促進肌肉合成，早餐必須攝取足夠份量的蛋白質。透過蛋白質的攝取，把開關從分解切換成合成。

關從肌肉分解切換至合成，是非常重要的事情。只要促進肌肉合成，增加肌肉量，就能打造出不易胖的體質。

基本上，早、中、晚都攝取相同份量的蛋白質是最理想的，但是，如果稍不留心，往往就會導致攝取不足。早餐的重要性是無庸置疑的，因此，家裡最好隨時常備雞蛋、牛乳、希臘優格等蛋白質豐富的食物，如此就能在忙碌的早晨，更輕鬆地攝取蛋白質。

巨量營養素⑩

熱量大約是醣類的2倍

想了解脂質的功能！

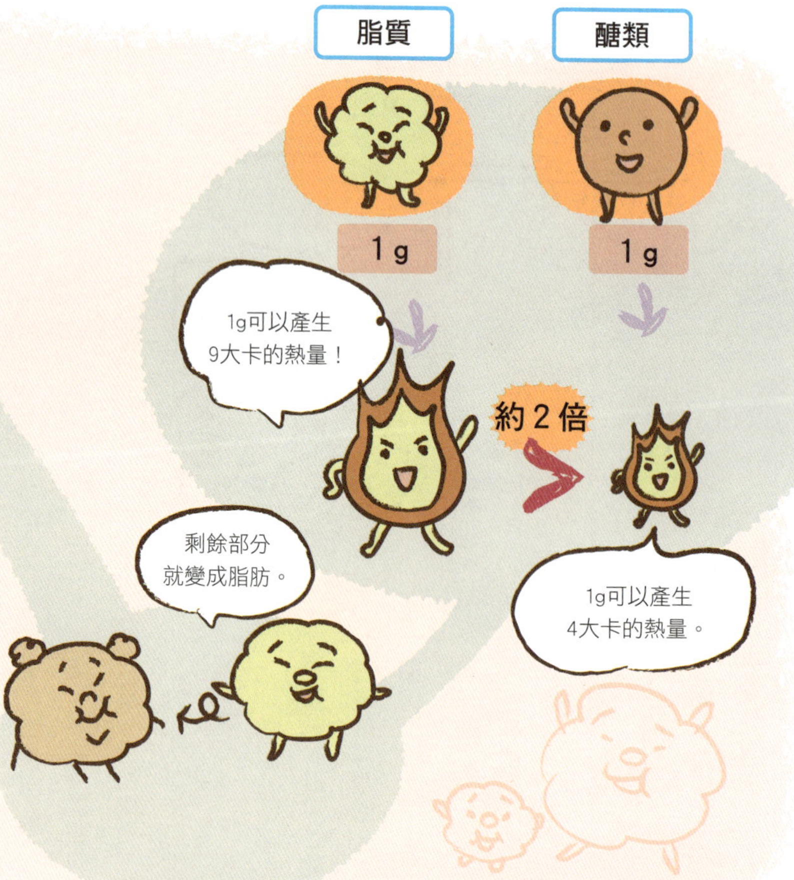
脂質
醣類
1g
1g
1g可以產生
9大卡的熱量！
約2倍
剩餘部分
就變成脂肪。
1g可以產生
4大卡的熱量。

說明一下吧！

效率絕佳的熱量來源

脂質的特色是，即便僅有少量，仍然可以產出大量的熱量。一公克的脂質可以產出九大卡的熱量，大約是醣類和蛋白質的兩倍之多。沒有轉化成熱量的剩餘部分會以體脂肪的型態被貯藏起來，用來維持體溫、保護內臟。另外，脂質有助於可溶於油脂的脂溶性維生素的吸收，同時，脂質所含的膽固醇（cholesterol）、磷脂（phospholipid）是細胞膜和荷爾蒙的主要成分。

沒有被當成熱量使用的多餘脂質會以體脂肪的型態被貯藏在體內，作為儲備熱量。說到體脂肪，大家往往會聯想到肥胖，但其實體脂肪具有預防體溫從體表流失、保護內臟免於撞擊的效果。

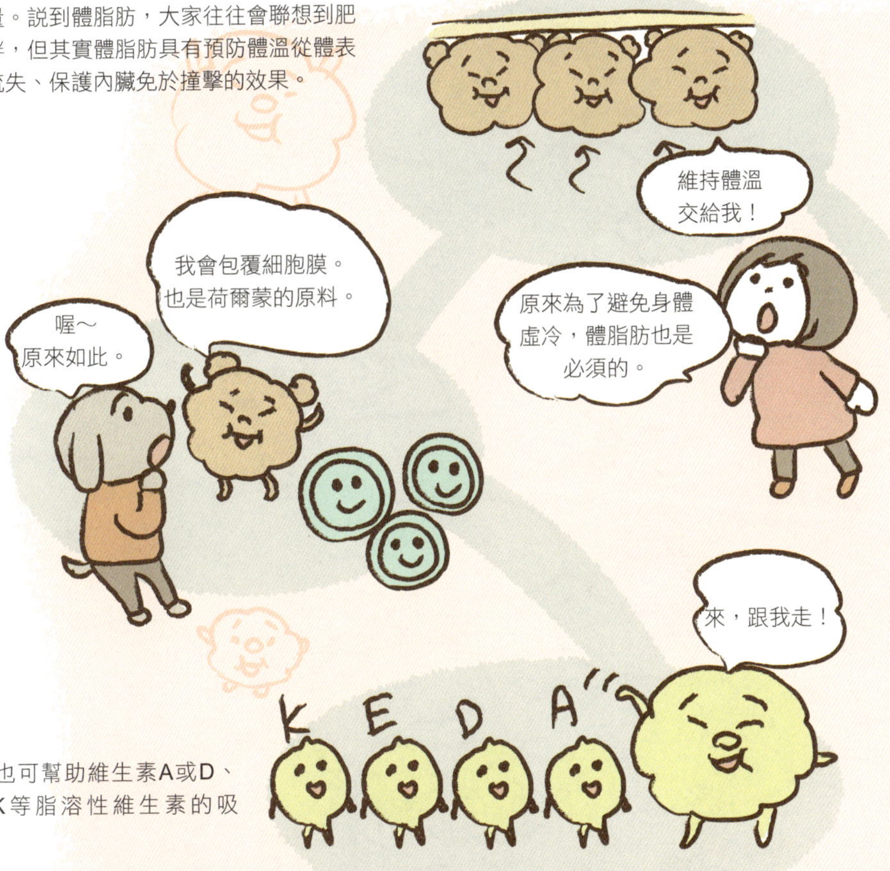
維持體溫交給我！
我會包覆細胞膜。也是荷爾蒙的原料。
喔～原來如此。
原來為了避免身體虛冷，體脂肪也是必須的。
來，跟我走！
K
E
D
A

脂質也可幫助維生素A或D、E、K等脂溶性維生素的吸收。

巨量營養素⑪

牛乳和乳製品含量豐富

哪些食品含有脂質？

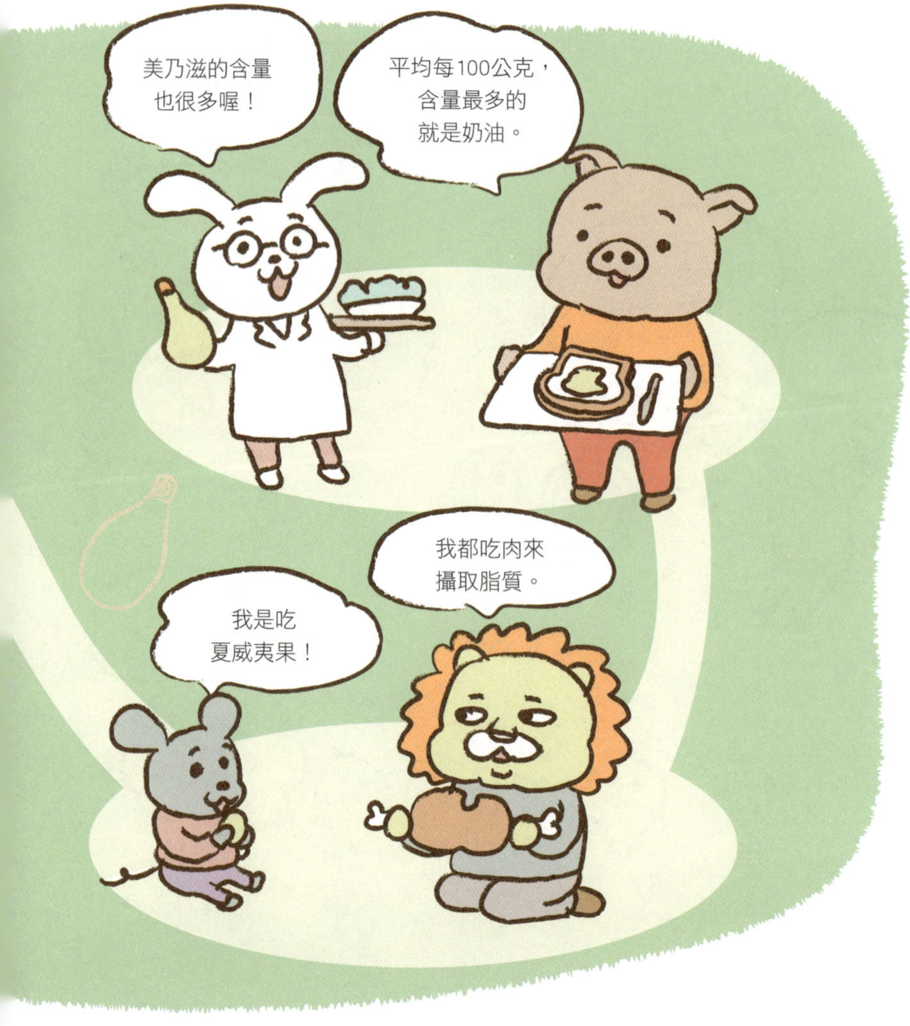
美乃滋的含量也很多喔！
平均每100公克，含量最多的就是奶油。
我都吃肉來攝取脂質。
我是吃夏威夷果！

說明一下吧！

注意適量攝取，避免過量！

說到脂質含量豐富的食品，尤其以植物油和奶油最具代表性。另外，油脂豐富的肉類、夏威夷果等堅果類、用油酥炸的產品、鮮奶油或奶油起司這類在加工過程脫水的食物，通常也具有脂質豐富的傾向。

雖說脂質是效率良好的熱量來源，但仍必須注意避免攝取過量。沒有消耗掉的脂質會變成脂肪，可能提高肥胖或罹患生活習慣病的風險。

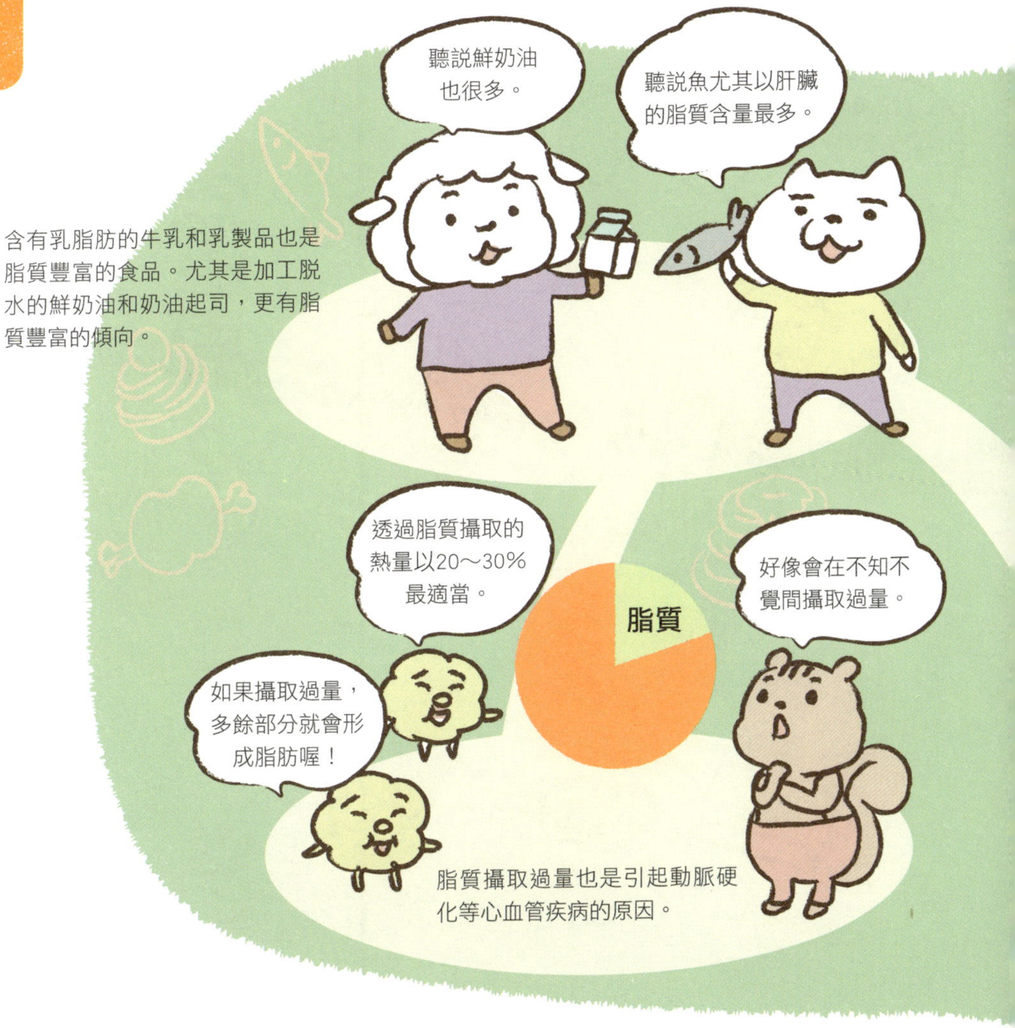
聽說魚尤其以肝臟的脂質含量最多。
聽說鮮奶油也很多。
含有乳脂肪的牛乳和乳製品也是脂質豐富的食品。尤其是加工脫水的鮮奶油和奶油起司，更有脂質豐富的傾向。
透過脂質攝取的熱量以20～30%最適當。
好像會在不知不覺間攝取過量。
脂質
如果攝取過量，多餘部分就會形成脂肪喔！
脂質攝取過量也是引起動脈硬化等心血管疾病的原因。

油和脂有什麼差異？

就營養素來說，同樣都是脂質

說明一下吧！

只要挑選清澈的油，就不容易變胖

對我們而言，脂質是必要營養素，但是，如果要打造不容易肥胖的身體，就必須了解油和脂的不同。其實就巨量營養素而言，油和脂都是相同的。可是，形狀和帶給身體的影響卻是大不相同。

油在常溫下呈現液體，就像沙

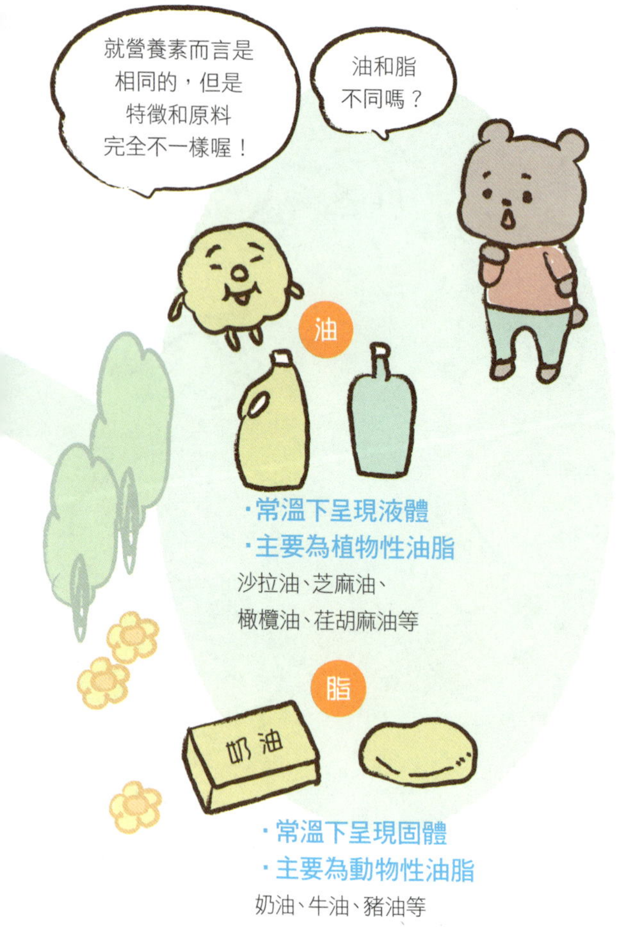
油和脂不同嗎？
就營養素而言是相同的，但是特徵和原料完全不一樣喔！
油
・常溫下呈現液體
・主要為植物性油脂
沙拉油、芝麻油、橄欖油、荏胡麻油等
脂
奶油
・常溫下呈現固體
・主要為動物性油脂
奶油、牛油、豬油等

拉油、芝麻油那種。主要指植物性油脂。油的不飽和脂肪酸是不容易被合成體脂肪的脂質。

脂在常溫下呈現固體。主要是指奶油、牛油、豬油等動物性油脂。經過加熱之後，脂會融化，變成液體，因為含有容易被合成體脂肪的脂肪酸，所以會蓄積於脂肪細胞或肝臟。

即便是相同份量的脂質，仍會因為攝取的是油？還是脂？而導致肥胖容易度的改變。為了身體健康，還是避免攝取容易變胖的脂質吧！

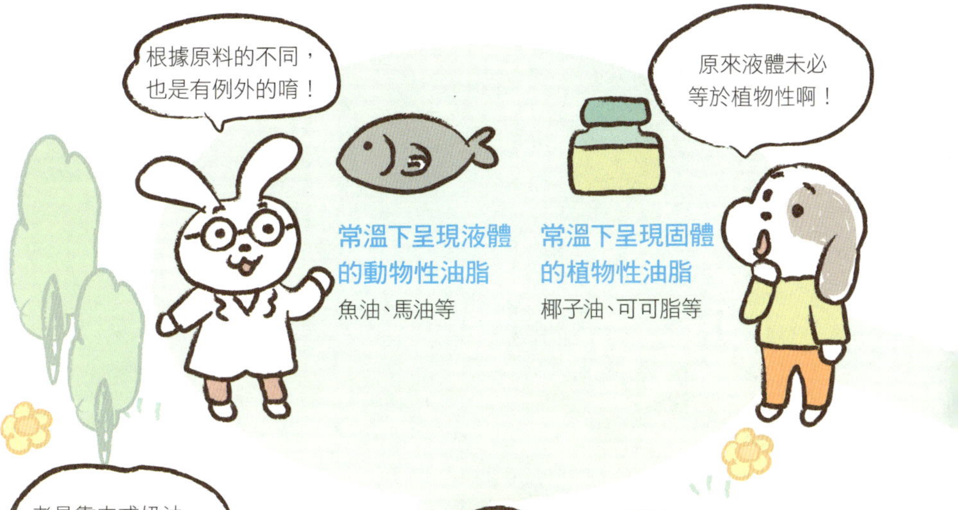
根據原料的不同，也是有例外的唷！
原來液體未必等於植物性啊！
常溫下呈現液體的動物性油脂
魚油、馬油等
常溫下呈現固體的植物性油脂
椰子油、可可脂等

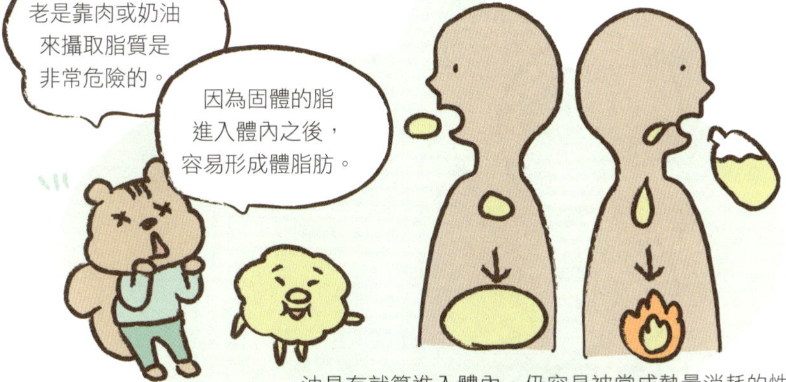
老是靠肉或奶油來攝取脂質是非常危險的。
因為固體的脂進入體內之後，容易形成體脂肪。

油具有就算進入體內，仍容易被當成熱量消耗的性質。只要記住，在常溫下呈現固體的脂容易造成肥胖，在常溫下呈現液體的油不容易導致肥胖，就沒問題了。

巨量營養素⑬

令人好奇的每日脂肪攝取量標準

脂質不論攝取多少都可以嗎？

說明一下吧！

只要多加留意控制就對了

脂質是效率絕佳的熱量來源，但是，並不代表能夠毫無限制地攝取。就如前篇所說，沒有被當成熱量使用的脂質，會以體脂肪的型態蓄積在體內。

一天的攝取量標準是每日所需卡路里的二〇～三〇％。舉例來說，成年女性每天必須攝取的卡路里是二千大卡，脂質大約攝取四十四～六十七公克左右就夠了。

可是，脂質不光只有存在於沙拉油或肉類脂肪那種一眼就可看見的東西，同時也存在於各種食物當中。例如，看似健康的壽司或蛋黃所含的脂質也出乎意料地多。請多加注意，避免在不知不覺間攝取過量的脂質。

在日本厚生勞動省公布的每日必需卡路里當中，建議的脂肪攝取量是整體的20～30％。成年女性大約是44～67g，成年男性則約53～93g為適量，不過，這個數值仍會依體重和身體活動量等而改變，所以僅作為參考即可。

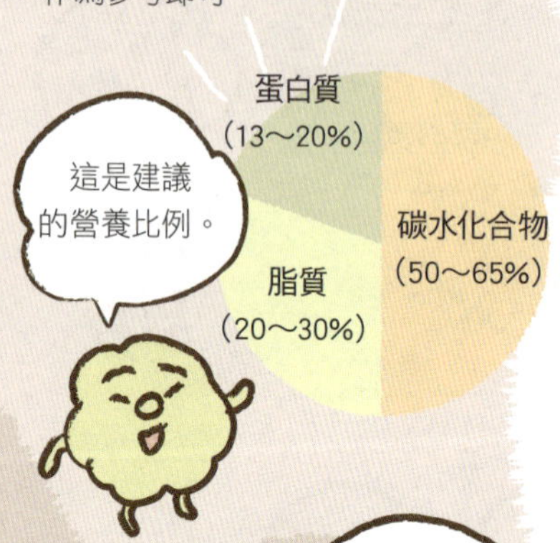
這是建議的營養比例。
蛋白質（13～20%）
碳水化合物（50～65%）
脂質（20～30%）

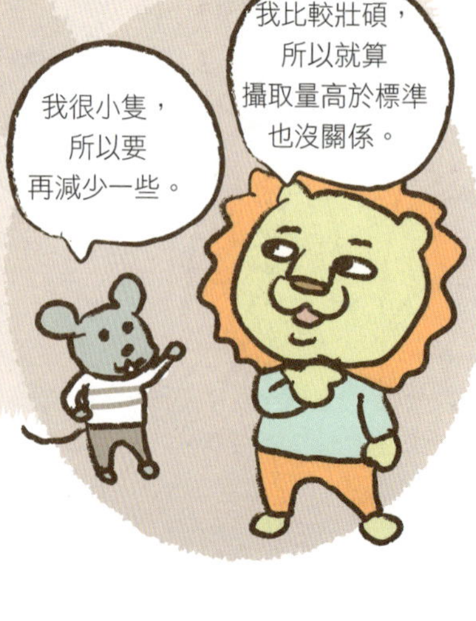
我很小隻，所以要再減少一些。
我比較壯碩，所以就算攝取量高於標準也沒關係。

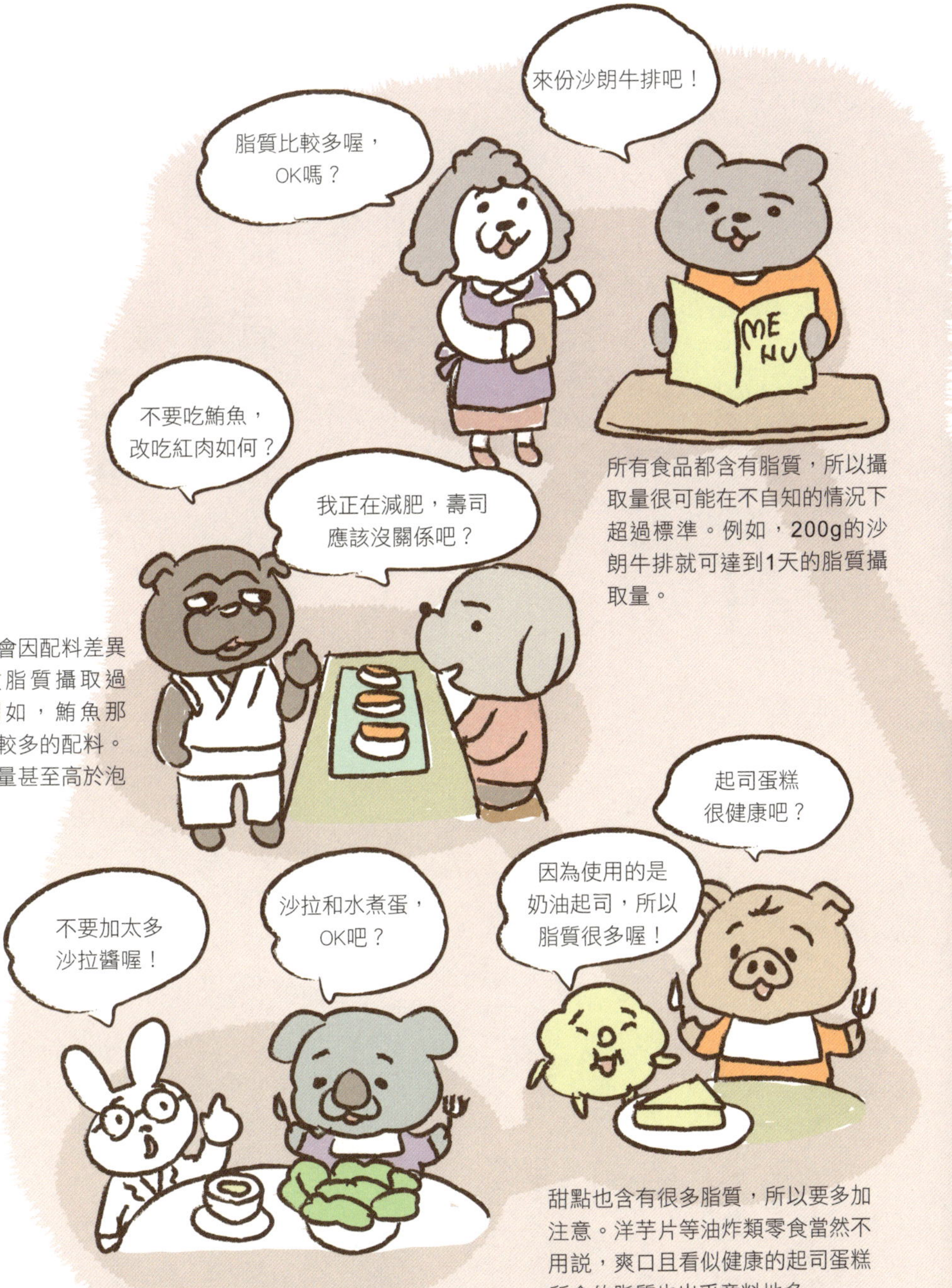
來份沙朗牛排吧！
脂質比較多喔，OK嗎？
MENU
我正在減肥，壽司應該沒關係吧？
不要吃鮪魚，改吃紅肉如何？
起司蛋糕很健康吧？
因為使用的是奶油起司，所以脂質很多喔！
沙拉和水煮蛋，OK吧？
不要加太多沙拉醬喔！

所有食品都含有脂質，所以攝取量很可能在不自知的情況下超過標準。例如，200g的沙朗牛排就可達到1天的脂質攝取量。

壽司也會因配料差異而導致脂質攝取過量。例如，鮪魚那種油脂較多的配料。脂質含量甚至高於泡麵。

甜點也含有很多脂質，所以要多加注意。洋芋片等油炸類零食當然不用說，爽口且看似健康的起司蛋糕所含的脂質也出乎意料地多。

每顆蛋黃約含有6.7g的脂質。因為蛋白質豐富，所以是減肥期間的絕佳食材，但同時也會攝取到脂質，這一點必須預先了解。

為什麼年紀愈大愈容易「腹脹」？

經常發生飯後腹脹的原因

年過三十之後，就很容易發生「腹脹」的情況。年輕的時候，不管怎麼吃都沒什麼問題，為什麼隨著年紀愈來愈大，就會變得愈來愈容易腹脹呢？

那是因為消化機能會隨著年齡增長而逐漸衰退。當食物持續停留在胃裡面，就會引起腹脹。也就是說，腹脹其實就是「消化不良」的徵兆。

如果在消化機能衰退的狀態下暴飲暴食，胃當然會來不及處理吃下肚的食物。因此，自助餐等容易讓人在不知不覺間吃下太多東西的用餐形式，也必須多加注意。

除此之外，壓力或懷孕期間也會出現消化機能衰退的情況。

基本的對策就是，吃飯只吃八分飽、細嚼慢嚥、不要攝取過多的脂質、攝取較多的蛋白質。

只要隨時注意不傷胃的飲食方法，就能夠預防腹脹，或是將症狀限縮在最小程度。

覺得腹脹不適時，
一定要暫停進食。

3
章

你應該收藏的維生素基礎

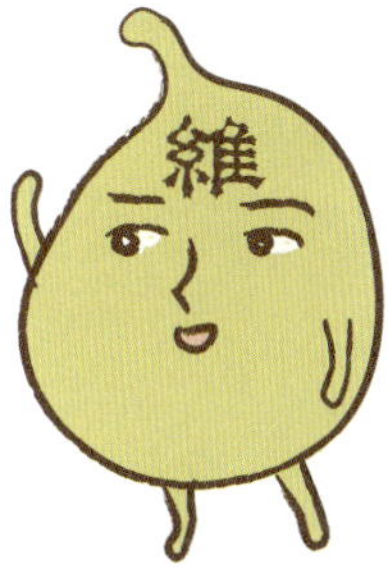

「維生素」是主要具有促進健康功能的五大營養素之一。雖然沒辦法成為製造身體的成分或是熱量來源，但是，卻是促進其他營養素正常發揮功能的重要輔助。本章節就來說明維生素如何維持健全的身體。

維生素①

人體必需的維生素共有13種！

維生素有哪些種類？

維生素共有13種

維生素分成「脂溶性維生素」4種和「水溶性維生素」9種。共計13種。

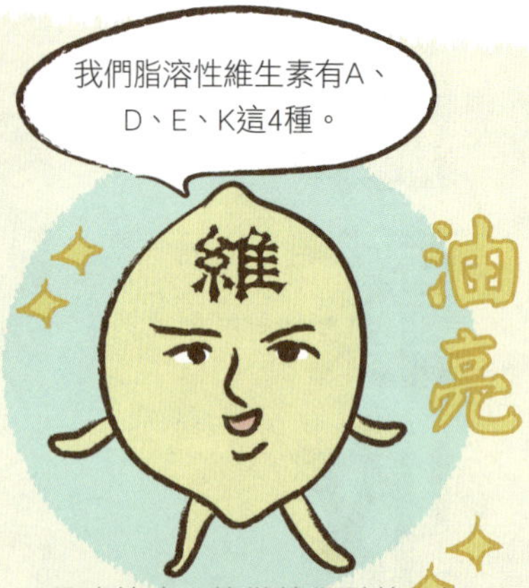
我們脂溶性維生素有A、D、E、K這4種。
維
油亮

易溶於油。特徵就是耐熱。能夠以溶於油脂的狀態貯存在體內。

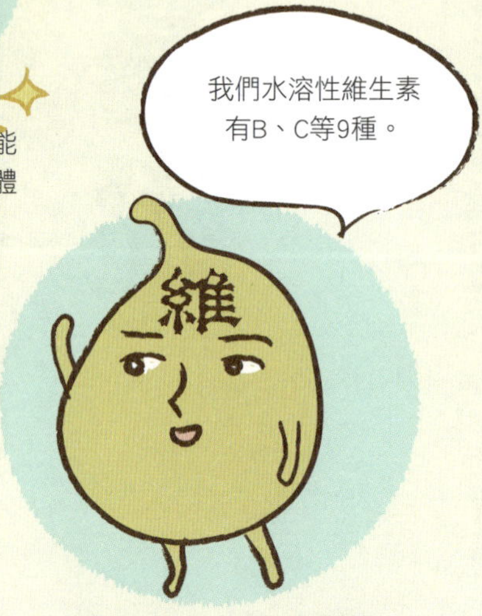
我們水溶性維生素有B、C等9種。
維

易溶於水。特徵是不耐熱。無法在體內蓄積，所以必須每日攝取。

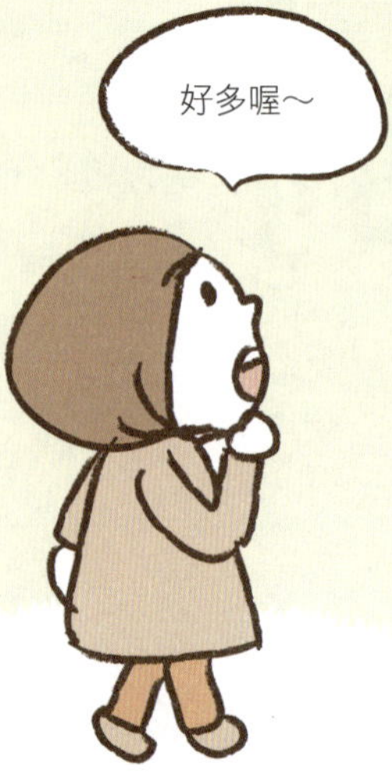
好多喔～

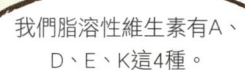

說明一下吧！

無法在體內合成，需要靠飲食攝取

維生素無法成為直接的熱量來源，同時也不是製造組織的材料。

但卻是人體絕對不可欠缺的營養素。

其最大的作用便是輔助其他營養素的功能發揮。正因為有維生素，人體才能維持正常的機能。

維生素分成「脂溶性維生素」和「水溶性維生素」，全部共計十三種。單靠體內的合成是不夠的，所以必須透過每天的飲食攝取才行。

輔助巨量營養素

維生素可促進碳水化合物、脂質、蛋白質的正常發揮。

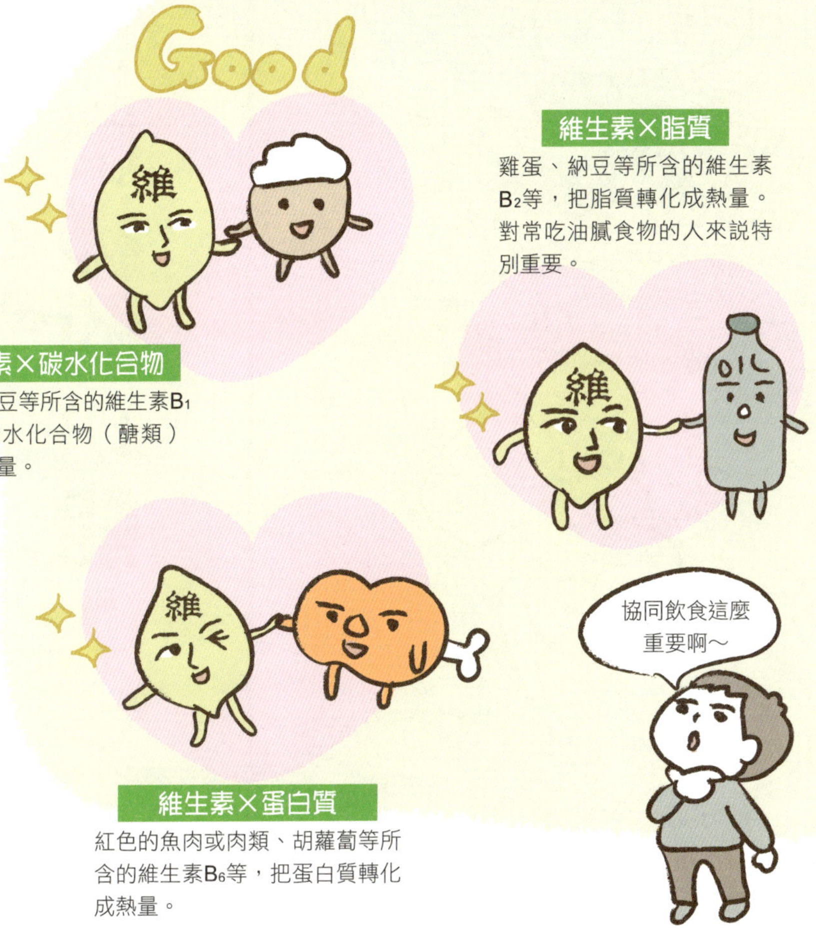

維生素×脂質

雞蛋、納豆等所含的維生素B_2等，把脂質轉化成熱量。對常吃油膩食物的人來說特別重要。

維生素×碳水化合物

豬肉、大豆等所含的維生素B_1等，把碳水化合物（醣類）轉化成熱量。

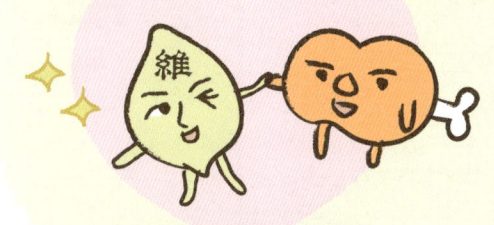

維生素×蛋白質

紅色的魚肉或肉類、胡蘿蔔等所含的維生素B_6等，把蛋白質轉化成熱量。

維生素②

視覺功能絕對不可欠缺

維生素A有什麼樣的功能？

說明一下吧！

用油烹調，有效吸收吧！

維生素A可以透過豬肝等動物性食品、綠黃色蔬菜等植物性食品攝取，另外，胡蘿蔔素也能在體內發揮維生素A的功能。

維生素A就是五十八～五十九頁曾經介紹過的脂溶性維生素的一種。只要用油進行烹調，就能達到

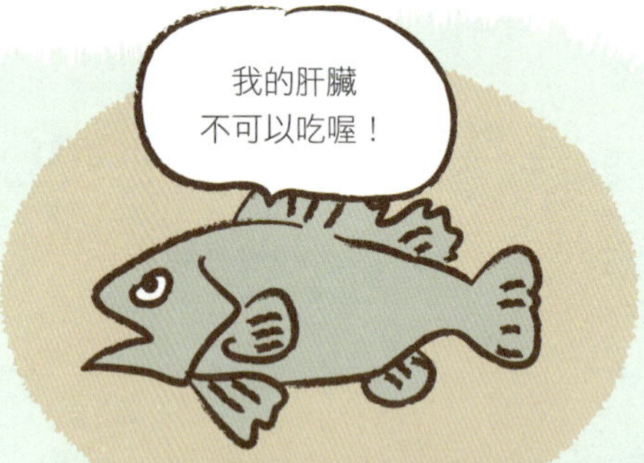
我的肝臟
不可以吃喔！

維生素A攝取過量會引起頭痛、噁心、肝功能障礙等問題。懷孕初期如果攝取過量，將有造成胎兒畸形或流產的風險。要注意避免過量攝取營養輔助品。另外，多氏堅鱗鱸的肝臟含有大量的維生素A，被列為禁止食用。

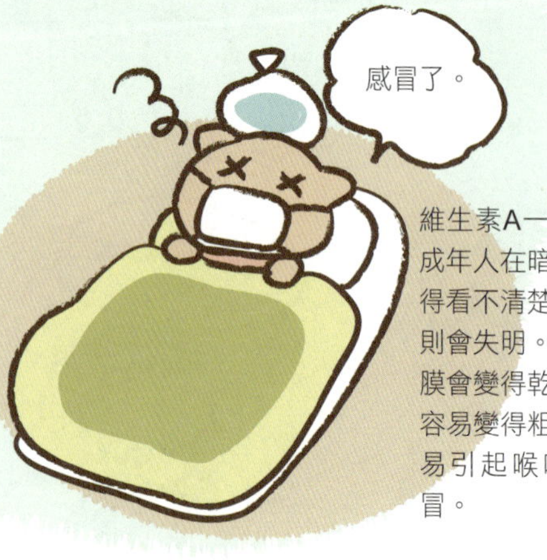
感冒了。

維生素A一旦缺乏，成年人在暗處就會變得看不清楚，嬰幼兒則會失明。皮膚和黏膜會變得乾燥，皮膚容易變得粗糙，也容易引起喉嚨痛、感冒。

比生食更有效率的吸收效果。

維生素A的主要功能有「維持視力健康」、「維持皮膚和黏膜的健康」、「抑制活性氧的功能」（抗氧化）。如果缺乏維生素A，就可能罹患在暗處看不清楚的夜盲症，又或者黏膜或皮膚會變得乾燥，容易引起細菌感染。

攝取過量也會妨礙健康。多餘的份量蓄積在體內，也可能引起頭痛、噁心、肝功能障礙等問題。據說懷孕初期的過量攝取會提高流產等狀況的風險。維生素劑或營養輔助品的過量攝取也要多加注意。

維生素A的主要功能

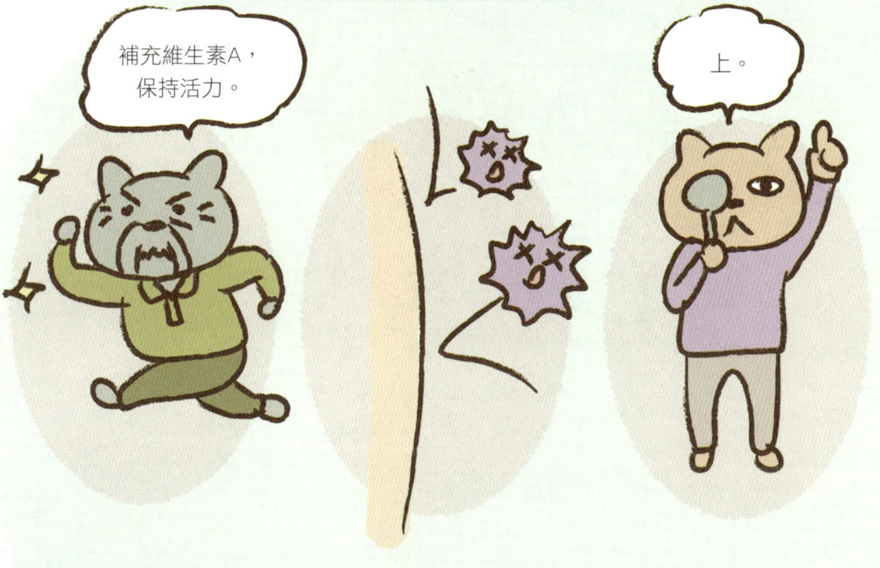
補充維生素A，
保持活力。
上。

去除活性氧（讓其他物質氧化的氧氣），預防老化。

作為黏膜的材料，可預防乾燥、防止病毒入侵。

製作視網膜內的感光物質「視紫質」（rhodopsin）時，需要有維生素A。

維生素③

生成膠原蛋白

維生素C 有什麼樣的功能？

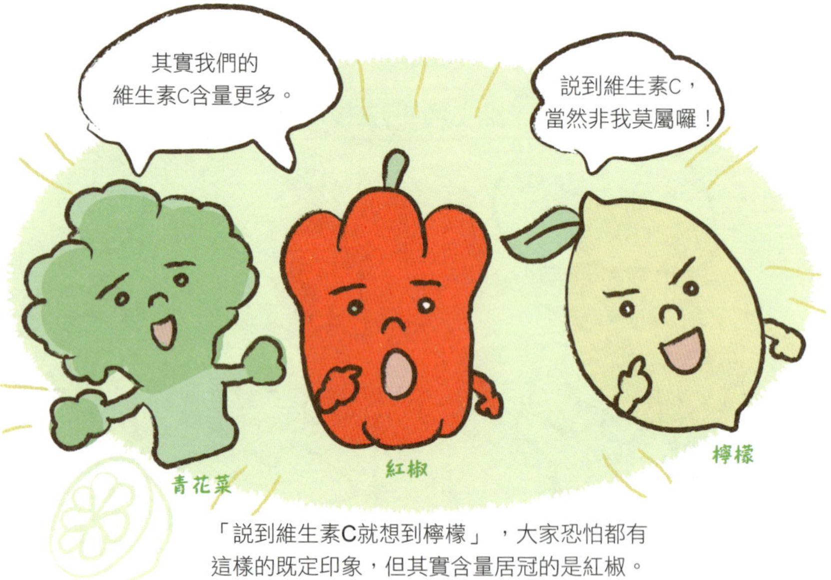
其實我們的
維生素C含量更多。
說到維生素C，
當然非我莫屬囉！
青花菜
紅椒
檸檬

「說到維生素C就想到檸檬」，大家恐怕都有這樣的既定印象，但其實含量居冠的是紅椒。除此之外，青花菜、抱子甘藍、油菜花、巴西里等都含有大量的維生素C。

說明一下吧！

需注意食材挑選和烹調方法

維生素C是合成膠原蛋白所不可欠缺的營養素，在維護肌膚健康上具有相當重要的功能。

除此之外，維生素C還具有抑制黑色素生成、預防曬黑、藉由強大的抗氧化作用預防心血管疾病並促進鐵的吸收、增強免疫力等各式各樣的作用。

許多哺乳類都可以在體內合成維生素C，但是人類卻沒有辦法，所以必須透過食物攝取。

維生素C的主要功能

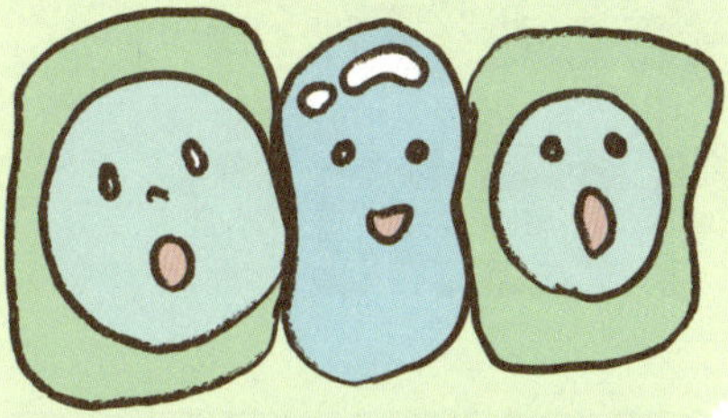

膠原蛋白的合成

維生素C能促進膠原蛋白的合成。一旦缺乏用來連接細胞的膠原蛋白，血管、肌肉、皮膚和骨骼等結締組織就會變弱。

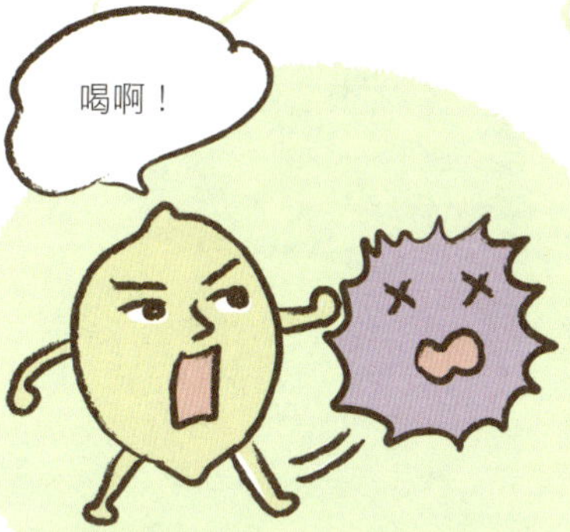

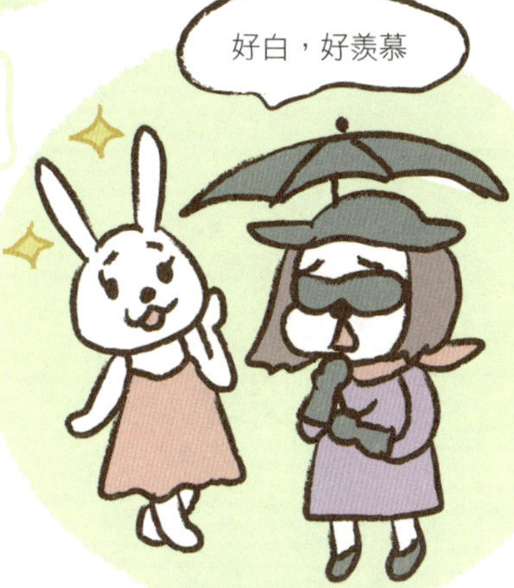

消除活性氧

維生素C具有強大的抗氧化作用，可去除導致細胞老化的活性氧。也可預防低密度脂蛋白膽固醇（LDL-Cholesterol）的氧化，也可預防心血管疾病。

抑制黑色素的生成

抑制黑色素的形成。黑色素也是導致黑斑的原因，因此，美白效果也值得期待。

就富含維生素C的食物來說，最有名的就是檸檬。檸檬確實含有維生素C，但其實紅椒、青花菜、油菜花等食物的維生素C含量遠比檸檬高出許多。

可是，吃這些蔬菜的時候必須注意烹調方法。維生素C屬於水溶性維生素，易溶於水，加熱後容易遭到破壞。

除了用微波爐燜熟之外，烹煮時也要注意盡可能地縮短烹煮時間。

維生素④

可透過人類肌膚生成

維生素D有什麼樣的功能？

說明一下吧！

菇類和海鮮都有

維生素D可以幫助鈣的吸收，對骨骼和牙齒的健康來說，這是相當重要的功能。

維生素D主要存在於菇類和海鮮裡面，肉類、蔬菜和穀物則幾乎沒有。

維生素D屬於脂溶性維生素，所以建議搭配油一起食用。菇類可以採用熱炒或油炸的烹調方式。如果是動物性食品的話，因為原本就含有脂質，所以就能更有效地吸收。

除透過食物攝取之外，也可以透過日光照射的方式，在體內進行合成，這也是維生素D的特徵所在。據說過著沒有日照生活的人，就容易發生維生素D缺乏的情況。

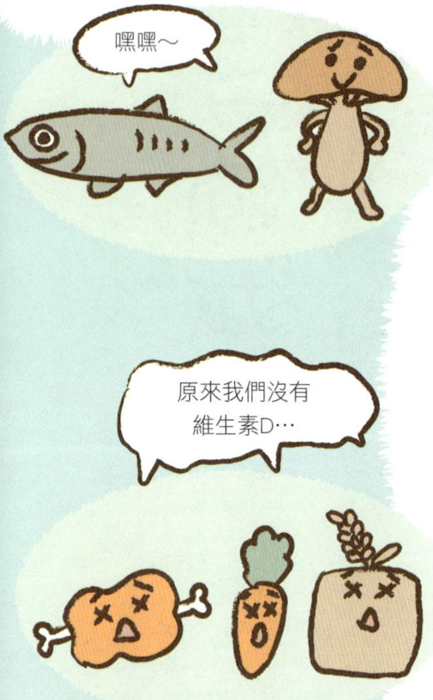
嘿嘿～
原來我們沒有維生素D…

含有維生素D的食品有鮭魚和沙丁魚的加工品、鮟鱇的肝臟等海鮮，以及黑木耳、乾香菇等菇類。蔬菜、穀物和肉類幾乎沒有維生素D。

維生素D的主要功能

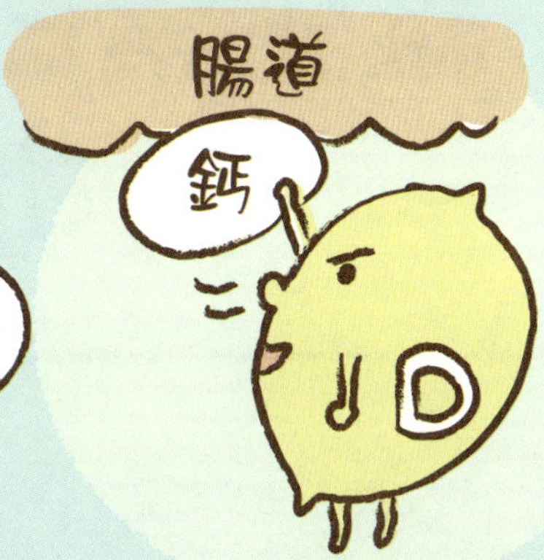
腸道
鈣
D

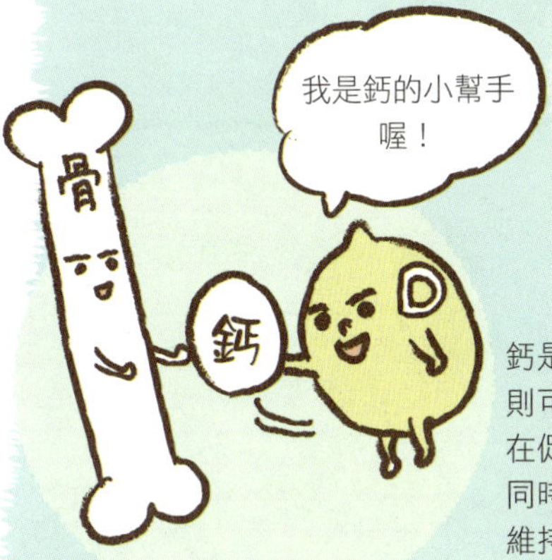
我是鈣的小幫手喔！
骨
鈣
D

鈣是製造骨骼和牙齒的材料，維生素D則可以促進鈣的吸收和代謝。維生素D在促進小腸吸收製造骨骼用的鈣和磷的同時，還能夠幫助鈣沉積在骨骼當中。維持血液裡面的鈣濃度也是維生素D的功能。

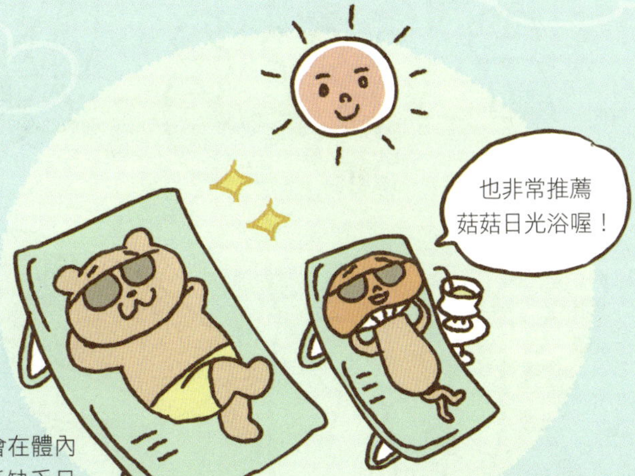
也非常推薦菇菇日光浴喔！

肌膚照射到紫外線後，會在體內合成維生素D。據說生活缺乏日照的人，就會有缺乏維生素D的問題，所以讓自己曬曬日光浴吧！

香菇等菇類含有一種名為麥角固醇（ergosterol）的物質。麥角固醇照射到陽光之後，會轉化成維生素D。烹調之前，建議先讓菇類照射一下太陽光喔～

維生素⑤

有它就能預防老化！

維生素E有什麼樣的功能？

維生素E的主要功能

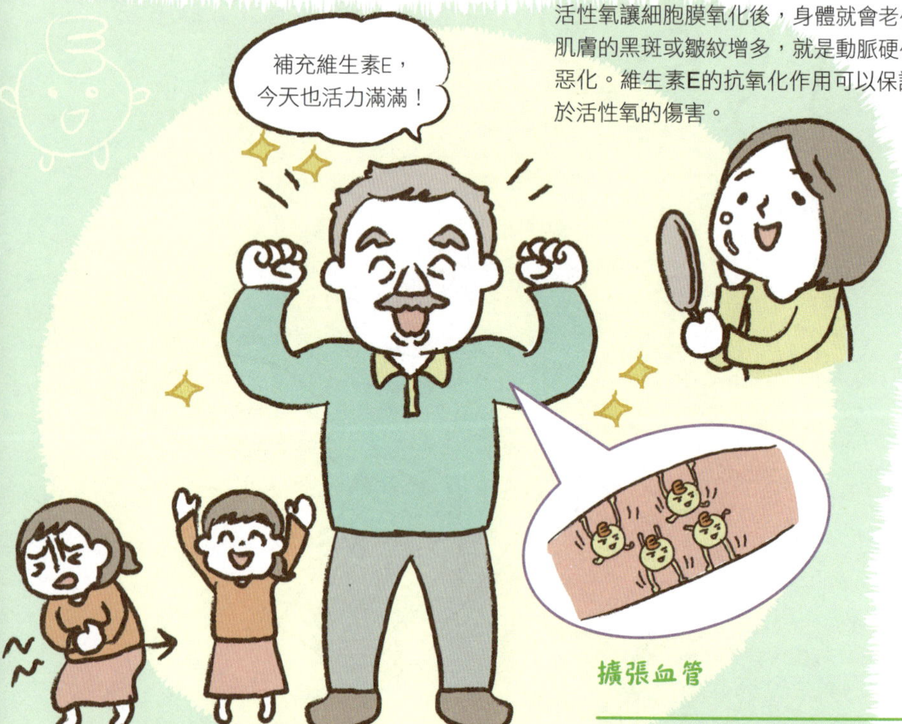
補充維生素E，
今天也活力滿滿！

預防細胞膜的氧化

活性氧讓細胞膜氧化後，身體就會老化，不是肌膚的黑斑或皺紋增多，就是動脈硬化的情況惡化。維生素E的抗氧化作用可以保護身體免於活性氧的傷害。

擴張血管

擴張把血液運送至腳趾和手指的末梢血管。如此就能促進血液循環，同時也能改善肩頸僵硬及虛冷的問題。

輔助女性荷爾蒙的生成

也能有效改善生理痛、生理不順及生理前焦慮等問題。

說明一下吧！

保護身體免受活性氧侵害，預防老化

維生素E具有預防老化的效果，所以又被稱為「返老還童維生素」。

活性氧會讓細胞老化，抗氧化作用指的就是預防活性氧的功能。維生素E具有非常優異的抗氧化作用。

杏仁、南瓜、酪梨、鰻魚、橄欖油、大豆、雞蛋等都含有維生素E。維生素E屬於脂溶性維生素，所以要搭配油一起攝取。

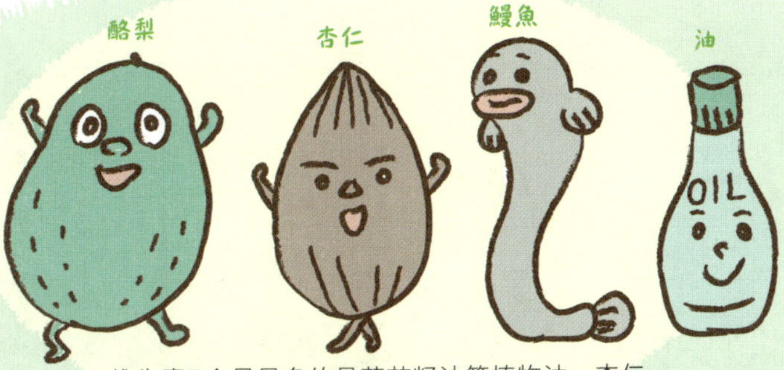
酪梨
杏仁
鰻魚
油
OIL

維生素E含量最多的是葵花籽油等植物油。杏仁等堅果類也含有豐富的維生素E。除此之外，鰻魚、酪梨、南瓜、綠黃色蔬菜等，也是攝取維生素E的最佳選擇。

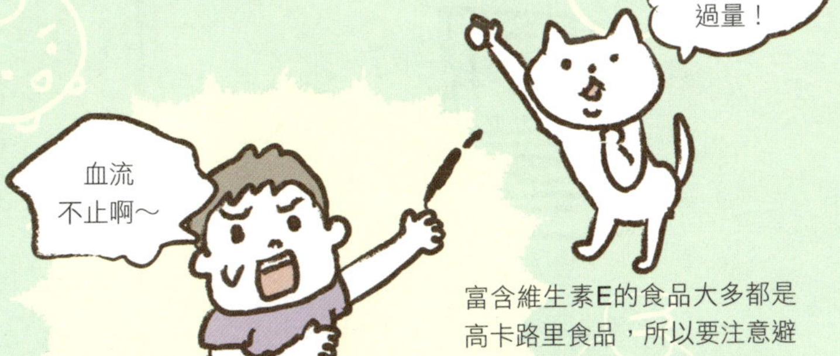
避免攝取過量！
血流不止啊～

富含維生素E的食品大多都是高卡路里食品，所以要注意避免攝取過量。另外，如果透過營養輔助品等，攝取過量的維生素E，就會導致血液凝固機能下降，提高出血的風險。

生成止血用的物質

維生素K有什麼樣的功能？

說明一下吧！

綠黃色蔬菜和發酵食品都有

維生素K的主要功能是止血和造骨的輔助。

就算血從傷口流出，只要經過一段時間，血液就會凝固，把傷口堵住。血液之所以會凝固，全都是因為名為凝血酶原（prothrombin）等的血液凝固因子，而凝血酶原的

維生素K₁（葉綠醌）是維生素K的一種。青花菜、埃及國王菜、裙帶菜等綠黃色蔬菜和海藻都有豐富含量。

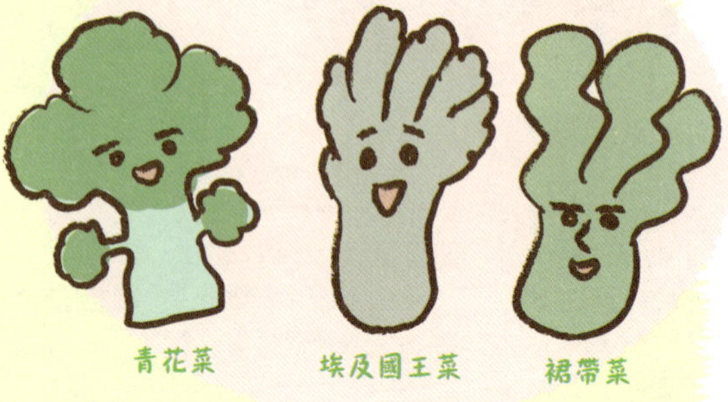

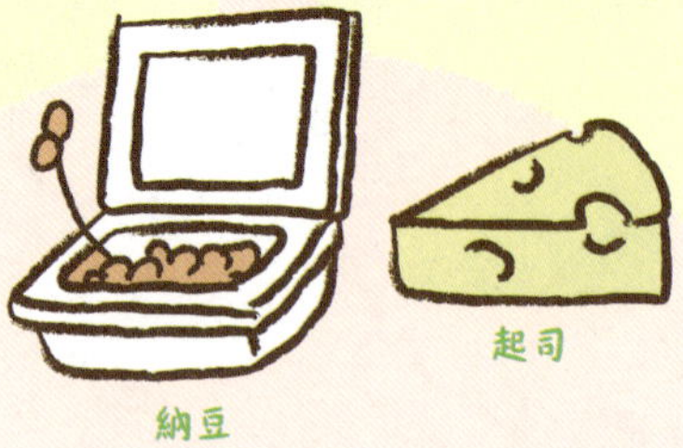

維生素K₂（甲萘醌）是維生素K的一種。納豆和起司等發酵食品含量豐富。

生成，靠的就是維生素K的幫助。

幫助鈣沉積在骨骼內，也是維生素K的功能。維生素K能夠活化與鈣結合的蛋白質，也就是所謂的骨鈣素（osteocalcin），然後預防鈣流失。

維生素K又被細分成維生素K_1（葉綠醌；phylloquinone）和維生素K_2（甲萘醌；menaquinone），葉綠醌是由植物的葉綠素生成，甲萘醌則是由微生物發酵生成。因此，綠黃色蔬菜、海藻和發酵食品含有豐富的維生素K。

維生素K的主要功能

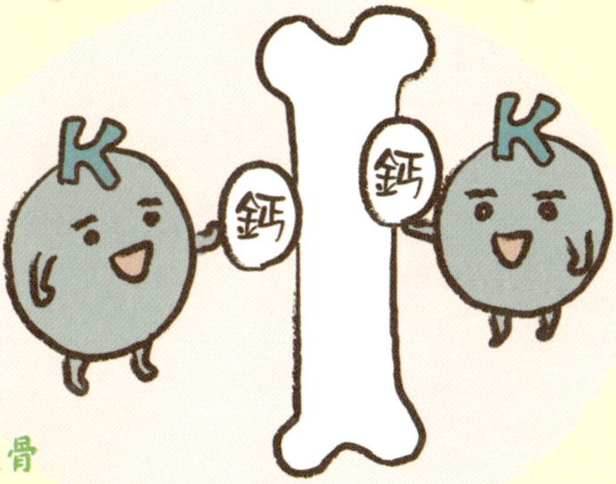

幫助造骨

維生素K幫助鈣沉積於骨骼。是提高骨密度的重要存在。

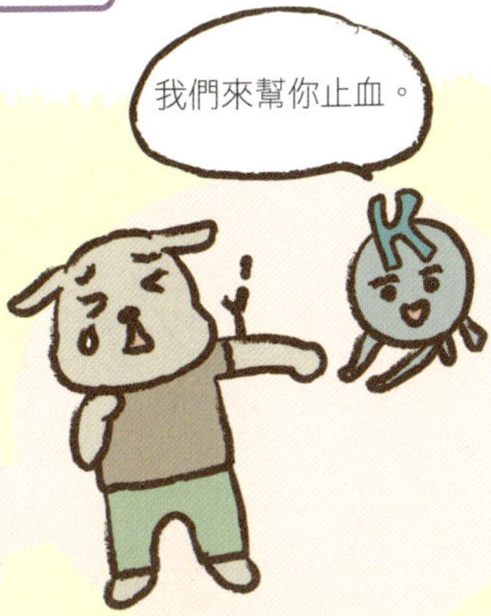

幫助止血

因受傷而導致出血，製造止血用的血液凝固因子時，使用維生素K作為輔酶（coenzyme）。

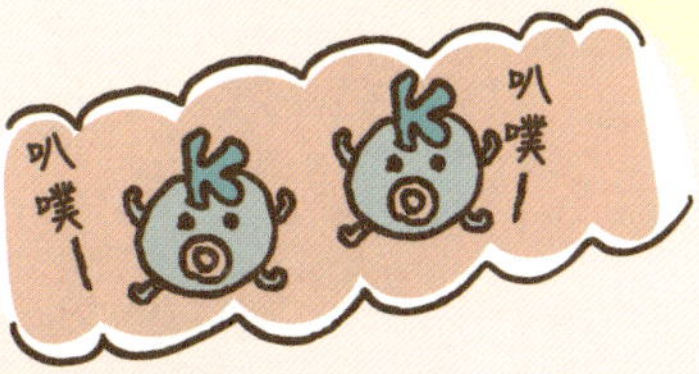

維生素K也可透過腸內細菌製造。因此，維生素K幾乎不會發生不足的問題。可是，新生兒或是因肝臟疾病而導致膽汁分泌不佳的人，仍可能因維生素K不足而導致容易出血。

維生素⑦

輔助醣類的代謝

維生素B_1有什麼樣的功能？

維生素B_1的主要功能

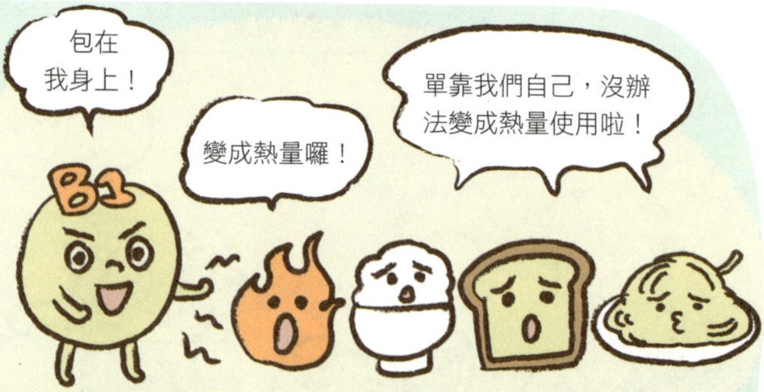

包在我身上！
變成熱量囉！
單靠我們自己，沒辦法變成熱量使用啦！

碳水化合物所含的醣類沒辦法直接變成熱量。

把醣類轉化成熱量

醣類會在小腸被分解成葡萄糖，讓醣類能夠被當成熱量使用。這個時候，必須有維生素B_1，才能夠把葡萄糖轉化成熱量。如果沒有確實攝取維生素B_1，身體就容易感到疲倦，多餘的醣類還會形成脂肪，被蓄積在體內。

說明一下吧！

只要吃蔥或韭菜，就能提高效率！

米飯、麵包等碳水化合物富含的醣類是重要的熱量來源。可是，醣類沒辦法直接轉化成熱量。

酵素會把醣類轉化成熱量。這個時候，就必須有維生素B_1，才能讓酵素正常發揮功能。如果沒有充分攝取維生素B_1，身體就會缺乏熱量，進而產生疲勞感和焦慮。

豬肉、火腿、香腸、鰻魚、明太子等都含有維生素B_1。米糠和胚芽也含有維生素B_1，所以也

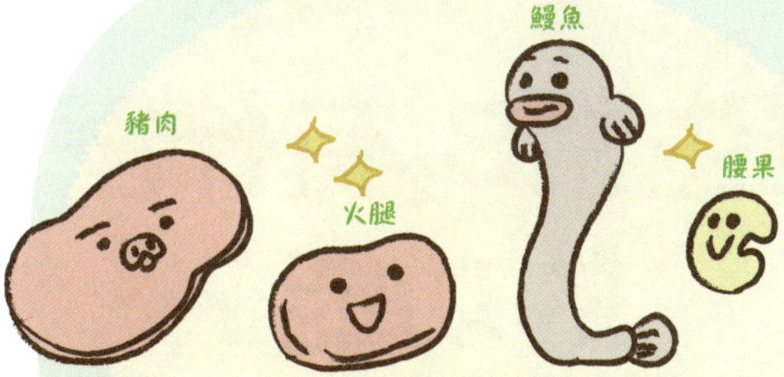
豬肉
火腿
鰻魚
腰果

肉類的話，就是豬肉、火腿、香腸、培根。海鮮則是鰻魚、明太子。除此之外，松子、腰果、米糠、胚芽等都含有豐富的維生素B_1。

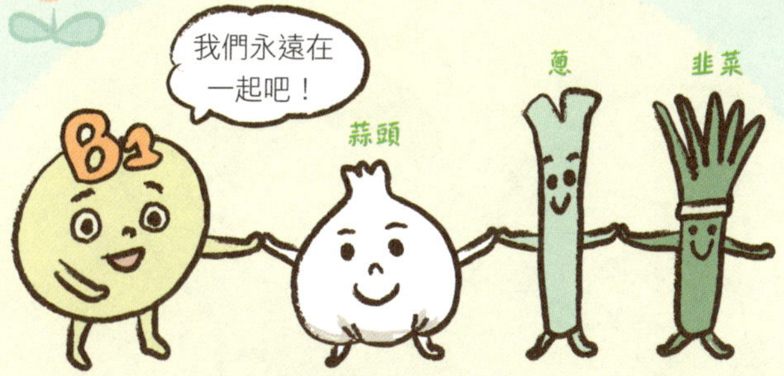
我們永遠在一起吧！
B1
蒜頭
蔥
韭菜

蔥類、蒜頭、韭菜的香味成分蒜氨酸會經由酵素變成大蒜素，和維生素B_1結合之後，維生素B_1就能更長時間地滯留在血液裡面。

可以透過胚芽米或米糠醃菜攝取。

蔥等香味蔬菜所含的蒜氨酸（alliin），只要經由酵素處理成大蒜素（allicin），再和維生素B_1結合，維生素B_1就能在血液中長時間停留。吃含有豐富維生素B_1的食物時，只要搭配含有蒜氨酸的蔥、蒜頭、韭菜等一起吃，就能在體內更有效地運用維生素B_1。

維生素⑧

促進發育、分解脂質

維生素B_2有什麼樣的功能？

維生素B_2的主要功能

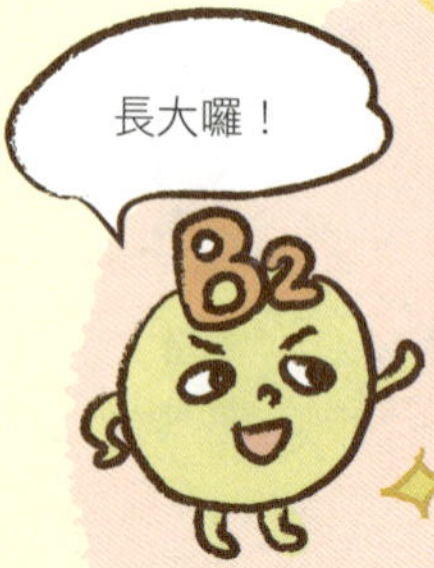
長大囉！
B2

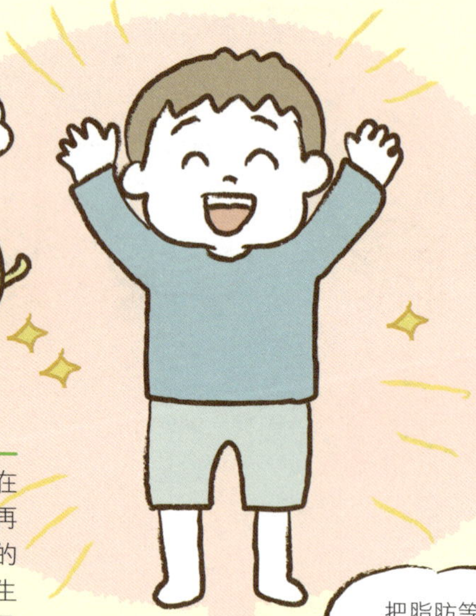

細胞再生

有助於蛋白質的合成，所以在皮膚、毛髮或指甲等細胞再生方面，是絕對不可欠缺的存在。又被稱為「成長維生素」，對孩童成長而言更是不可或缺。

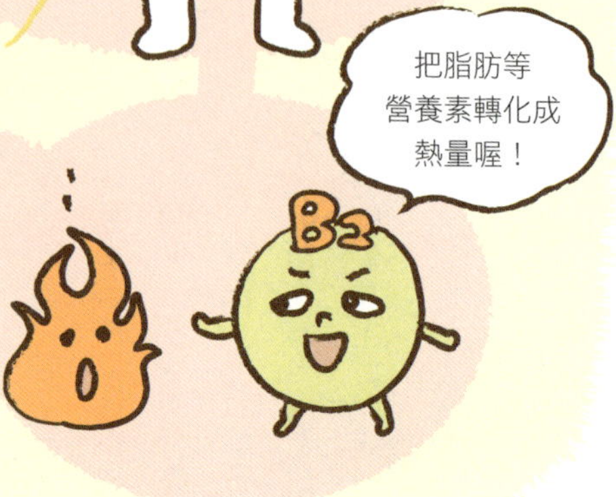
把脂肪等
營養素轉化成
熱量喔！
B2

把脂質轉化成熱量

幫助碳水化合物、脂質、蛋白質轉化成熱量。尤其對脂質的分解特別有幫助，對於飲食偏向油膩的人來說，是非常重要的維生素。

說明一下吧！

富含於各式各樣的食物當中

維生素B_2是燃燒脂質，使脂質轉化成熱量的得力助手。

另外，細胞再生的時候，維生素B_2也具有十分重要的功能，所以又被稱為「成長維生素」。是孩子成長期間不可欠缺的營養素。

維生素B_2富含於各式各樣的食品之中，尤其是豬肝、起司、雞蛋、青魚、鰻魚、堅果、香菇、青菜、納豆等，都含有十分豐富的維生素B_2。

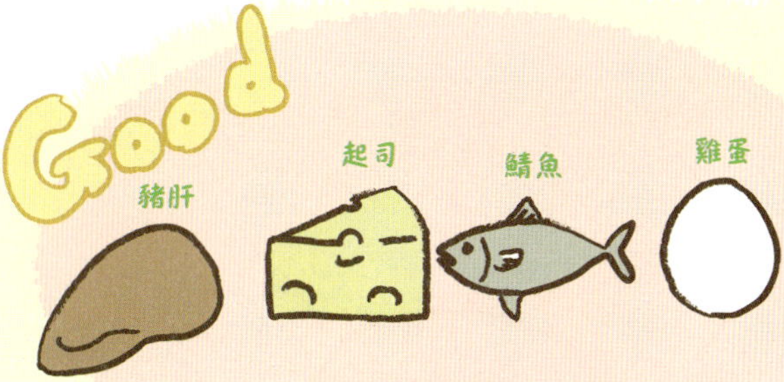

許多食物都含有維生素B_2。其中含量最多的是豬肝、起司、雞蛋、青魚、鰻魚、堅果、香菇、青菜、納豆等食物。

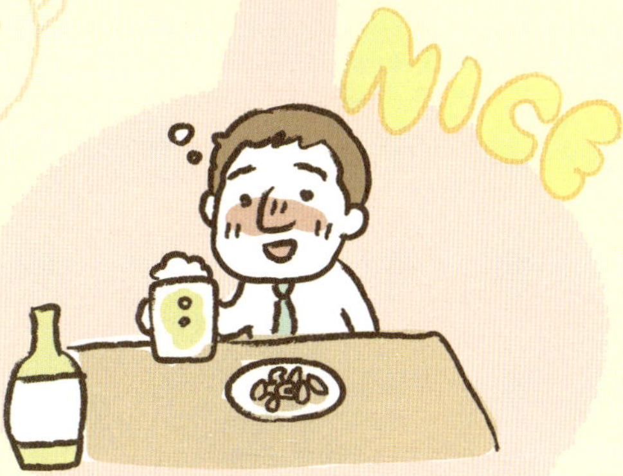

酒精會妨礙脂肪的分解，所以喝酒之後，就需要能夠大量分解脂肪的維生素B_2。建議下酒菜可以選擇杏仁等維生素B_2含量豐富的食物，這樣一來，脂質的分解就會變得比較容易一些。

維生素⑨

輔助蛋白質的代謝

維生素B_6有什麼樣的功能？

維生素B_6的主要功能

幫助維持大腦的神經功能

用來傳遞資訊的神經傳導物質是由胺基酸所構成。維生素B_6可促進神經傳導物質的合成，因此，也可幫助大腦的正常運作。

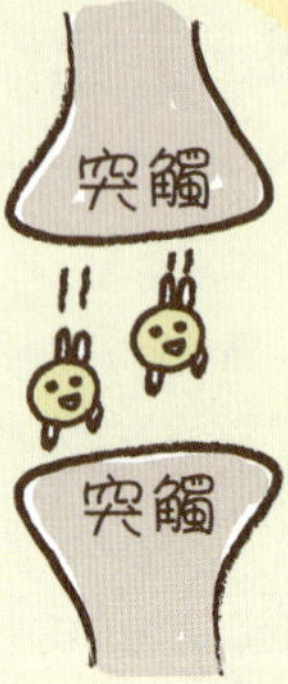
突觸
突觸

※突觸是神經細胞之間的接縫

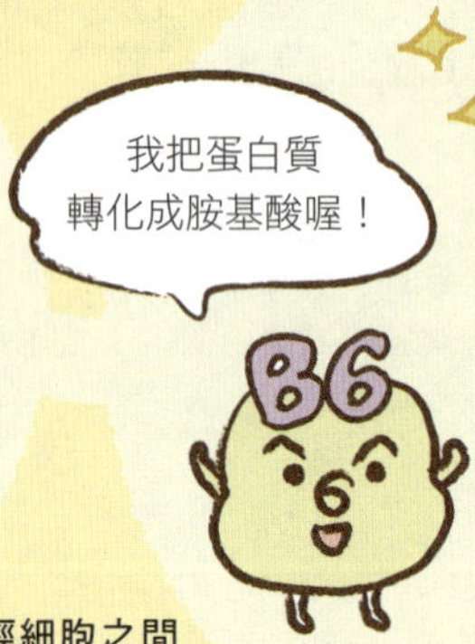
我把蛋白質
轉化成胺基酸喔！
B6

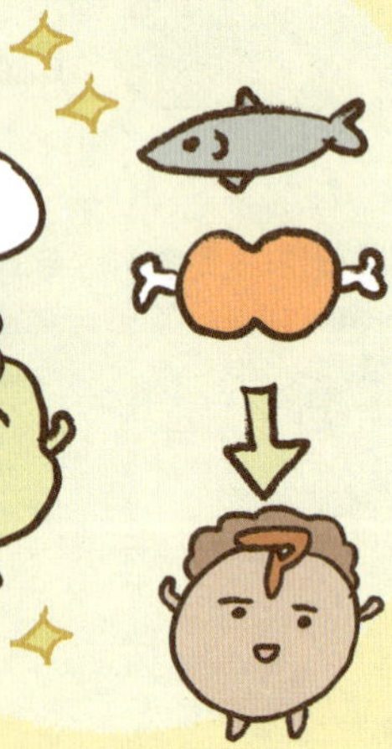

幫助胺基酸

以輔酶的形式合成或分解構成蛋白質的胺基酸，胺基酸除了作為熱量之外，同時也是肌膚、肌肉和內臟等的材料來源，是身體的重要元素。

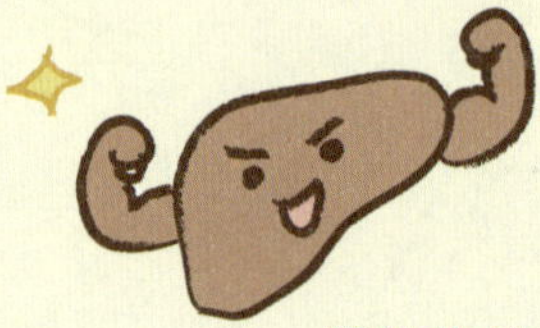

預防脂肪囤積於肝臟

可預防脂肪囤積於肝臟，因此，攝取維生素B_6就可以預防脂肪肝。

說明一下吧！

對肌膚健康和大腦功能也同樣是重要的存在

在分解蛋白質，把蛋白質轉化成熱量的時候，在一旁負責輔助的營養素是維生素B_6。對於攝取大量蛋白質的人來說，維生素B_6是特別重要的營養素。

在製造肌肉和血液的時候也會作用，對於肌膚健康的維持也有幫助。

維生素B_6也能輔助大腦的神經機能。維生素B_6能夠輔助神經傳導物質的合成，藉此讓大腦正常運作。

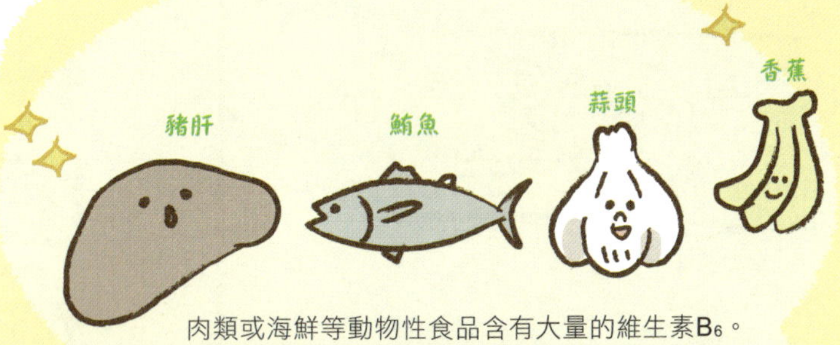
豬肝
鮪魚
蒜頭
香蕉

肉類或海鮮等動物性食品含有大量的維生素B_6。甚至，蔬菜和水果也有維生素B_6，因此，可說是十分容易攝取的維生素。因為不耐熱，所以比起加工食品，更推薦生的食品。

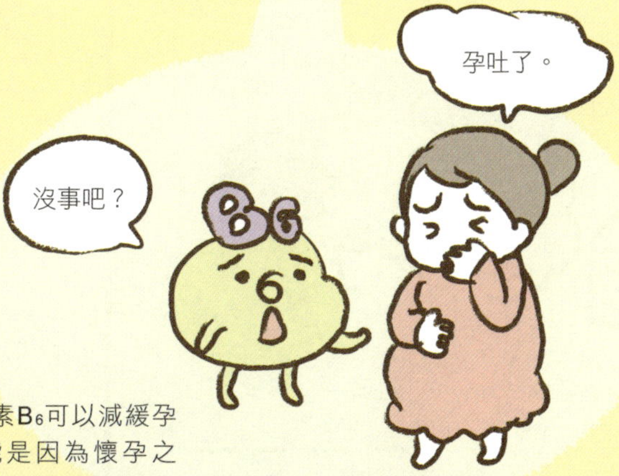
孕吐了。
沒事吧？
B6

聽說「攝取維生素B_6可以減緩孕吐」。推斷可能是因為懷孕之後，蛋白質的加速代謝，導致維生素B_6大量減少，才會誘發孕吐。

維生素⑩

在紅血球的合成中是不可欠缺的

維生素B_{12}有什麼樣的功能？

說明一下吧！

基本上只能從肉或海鮮攝取

吸入肺臟的氧氣會透過血液裡面的紅血球被運送至身體各處。維生素B_{12}的功能便是輔助這個紅血球的形成。

除了紅血球之外，製造遺傳密碼用的DNA的時候也需要維生素B_{12}。維生素B群之一的葉酸和維生

維生素B_{12}的主要功能

幫助製造紅血球

血液裡面的紅血球壽命大約是4個月，身體每天都會淘汰老舊的紅血球，然後製造新的紅血球。維生素B_{12}和葉酸的工作是幫助製造紅血球。

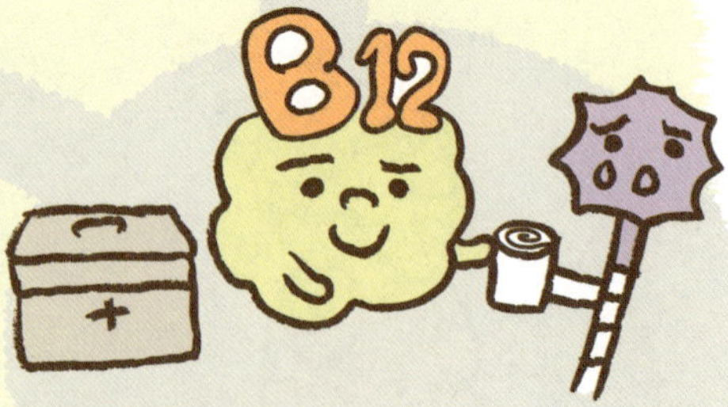

修復損傷的神經

增加構成末梢神經的物質，修復損傷的末梢神經。如果維生素B_{12}不足，末梢神經就會出現障礙，有時就可能引起手腳麻痺。

素B_{12}會一起合作，合成DNA。

在把資訊傳達至全身的末梢神經方面，維生素B_{12}負責的工作也十分重要。維生素B_{12}會增加構成末梢神經的物質，修復損傷的神經。

維生素B_{12}對於中樞神經的機能維持也有幫助，所以也能調整睡眠節律，改善睡眠障礙。

基本上只有肉類、海鮮等動物性食品含有維生素B_{12}，不過，海苔等一部分的海藻也含有維生素B_{12}。

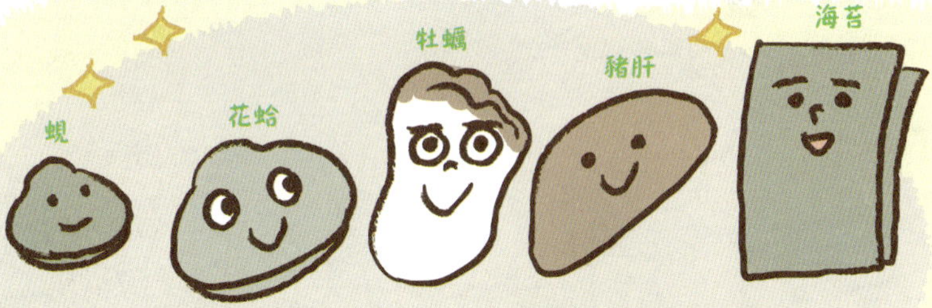

基本上只有肉類、海鮮等動物性食品含有維生素B_{12}。富含維生素B_{12}的是蜆、花蛤、牡蠣、豬肝等。除了動物性食品之外，海苔等一部分的海藻也含有維生素B_{12}。

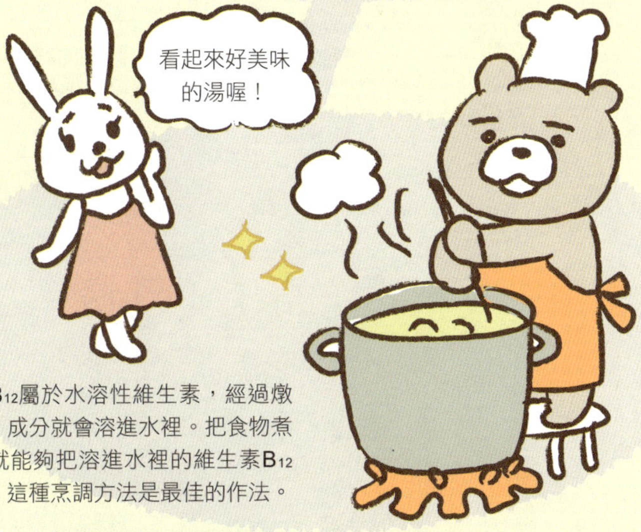

維生素B_{12}屬於水溶性維生素，經過燉煮之後，成分就會溶進水裡。把食物煮成湯，就能夠把溶進水裡的維生素B_{12}吃下肚，這種烹調方法是最佳的作法。

維生素⑪

身體所需的維生素群

想了解其他的維生素#1

菸鹼酸的主要功能

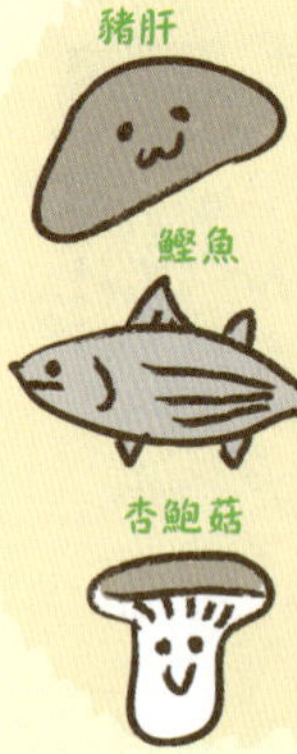
豬肝
鰹魚
杏鮑菇

豬肝、鰹魚、鮪魚等動物性食品都含有菸鹼酸。除外，杏鮑菇、舞茸等菇類也含有菸鹼酸。

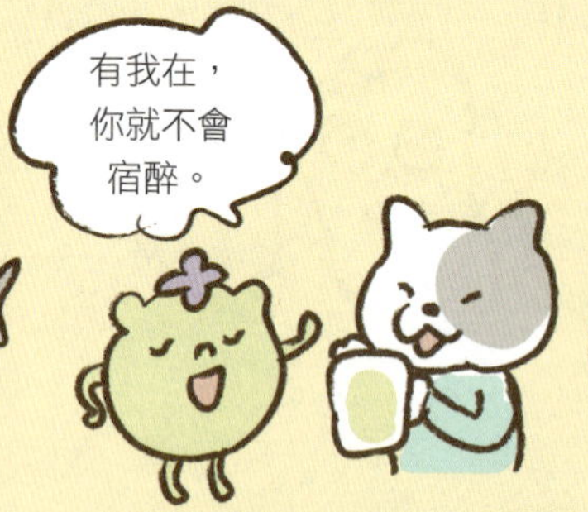
有我在，你就不會宿醉。

幫助酒精分解

喝酒之後，體內會產生名為乙醛（acetaldehyde）的物質。菸鹼酸能夠分解導致宿醉的乙醛。

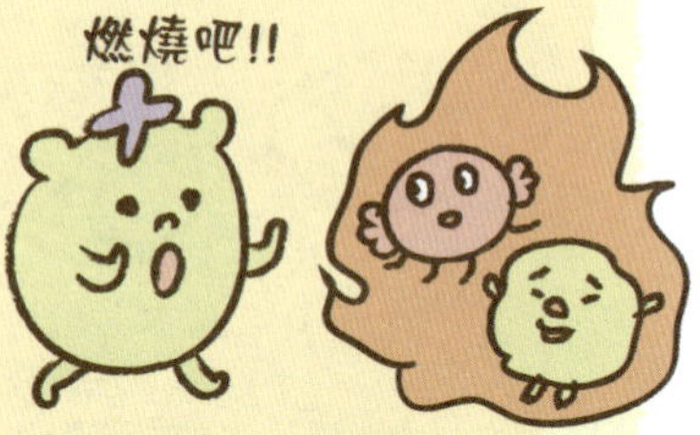
燃燒吧!!

幫助分解醣類和脂質

菸鹼酸會在體內變成名為NAD（核苷酸；nucleotide）的酵素。NAD會幫助醣類、脂質、蛋白質轉化成熱量。

説明一下吧！

幫助醣類、脂質的分解和DNA的合成

還有名稱不是「維生素○」的維生素。這裡要介紹的菸鹼酸（niacin）和葉酸也是維生素B群的夥伴。

菸鹼酸又被稱為維生素B_3。能夠幫助把醣類、脂質轉化成熱量。也能夠幫助酒精的分解，所以在預防宿醉或飲酒所導致的噁心、頭痛等方面非常有用。

豬肝或鰹魚等動物性食品，還有菇類，都含有許多菸鹼酸。

葉酸的主要功能

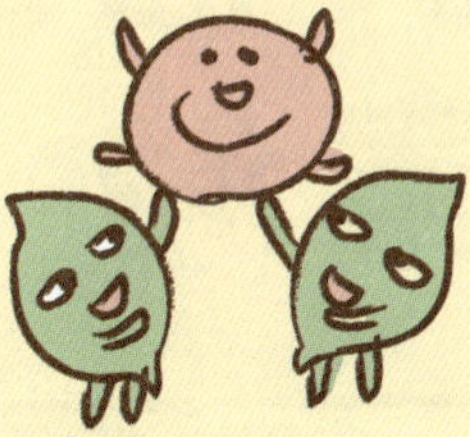

幫助製造血液

和維生素B_{12}一起製造紅血球的根源，也就是紅血球母細胞（erythroblast）。

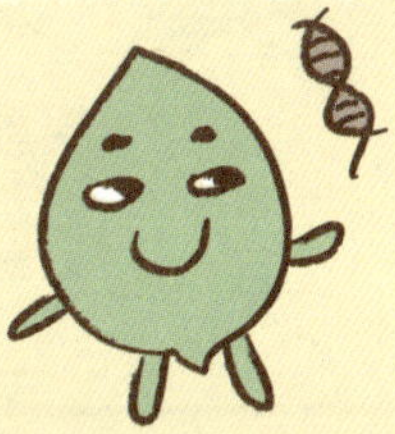

幫助新細胞的合成

促進製作細胞時所需的DNA合成，幫助細胞的形成。

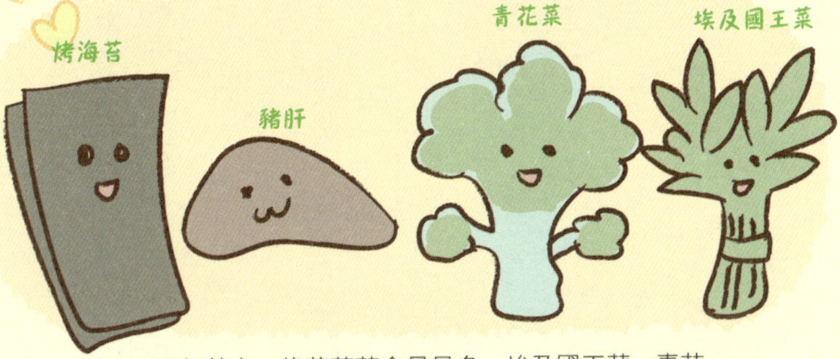

正如其名，綠葉蔬菜含量最多。埃及國王菜、青花菜、烤海苔、豬肝、魚乾片、毛豆等也可以攝取到葉酸。

葉酸是從菠菜裡面發現的維生素。因為存在於菠菜等綠葉蔬菜，所以就被命名成葉酸。

葉酸能夠輔助製造蛋白質或細胞時所需要的DNA合成。葉酸會和維生素B_{12}合力製造血液，所以又被稱為「造血維生素」。

埃及國王菜、青花菜等綠黃色蔬菜都含有葉酸。豬肝、小魚、海藻等，也可以攝取到葉酸。

維生素⑫

原來這也是維生素

想了解其他的維生素#2

說明一下吧！

預防發炎，對過敏也有效

本章節介紹的泛酸（pantothenic acid）和生物素（biotin）也是維生素B群的夥伴。

泛酸存在於各種不同的食物裡面，因而基於「無處不在的酸」這樣的意思而命名為泛酸。因為缺乏泛酸的動物會不健康，所以泛酸才被認定為維生素的夥伴。

主要功能是輔助熱量的產生。雖說各種食物都含有泛酸，不過，尤其以豬肝、雞肉、香菇類居多。

生物素和胺基酸的代謝有關，可幫助維持皮膚和毛髮等的健康。生物素也會生成預防發炎的物質，應該對過敏症狀也有效果。

堅果、豬肝、蛋黃和納豆等也含有生物素。

維生素B群的夥伴

泛酸&生物素

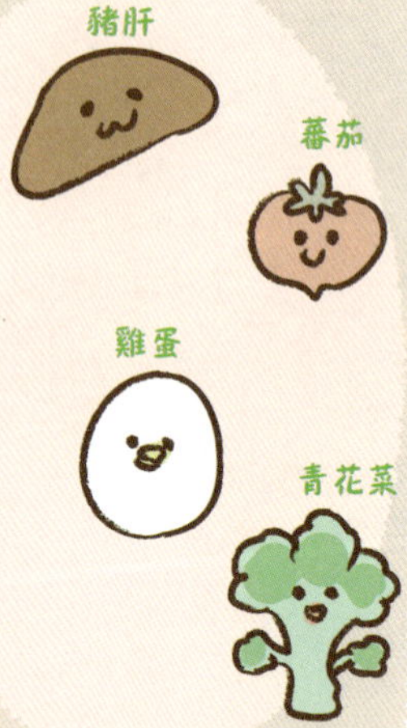

動物性食品和植物性食品全都有。其中尤以豬肝、雞肉、魚、菇類等最為豐富。

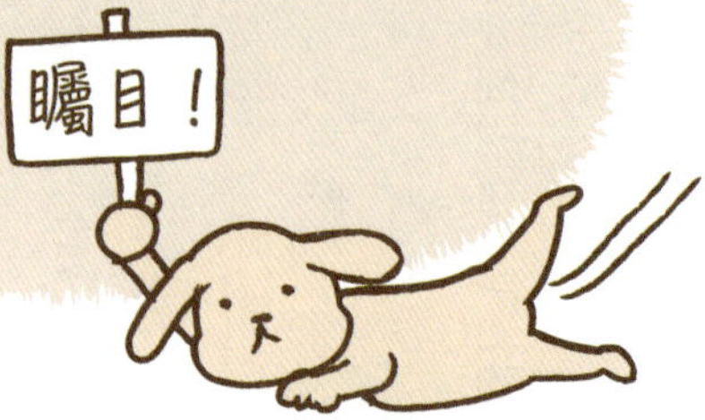

生物素的主要功能

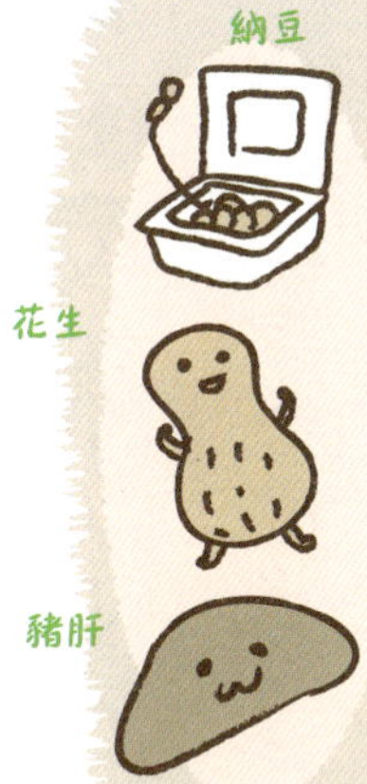
納豆
花生
豬肝

花生、杏仁、納豆、豬肝、雞蛋、菇類都有豐富含量。

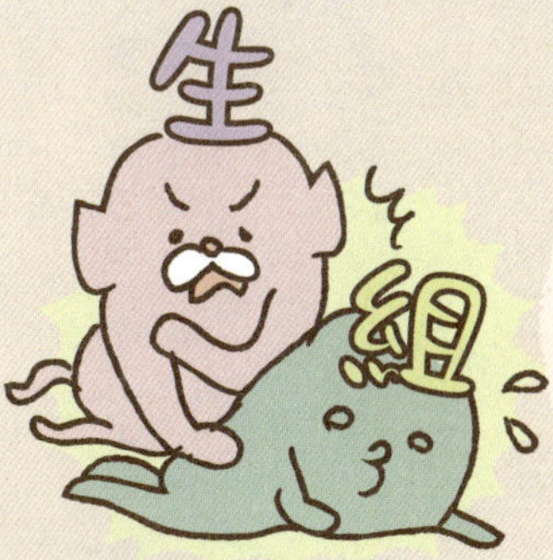
生
組

抑制皮膚發炎

抑制引起發炎的組織胺（histamine），預防肌膚發炎。也能維持頭髮和指甲的健康。

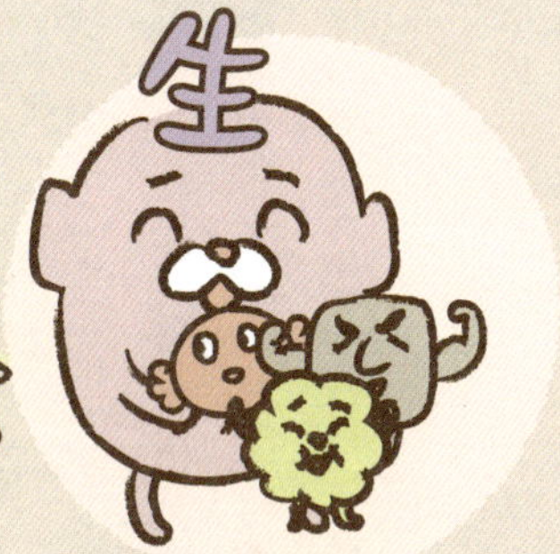
生

幫助巨量營養素的代謝

生物素以輔酶的形式，幫助碳水化合物、蛋白質、脂質的熱量代謝。

泛酸的主要功能

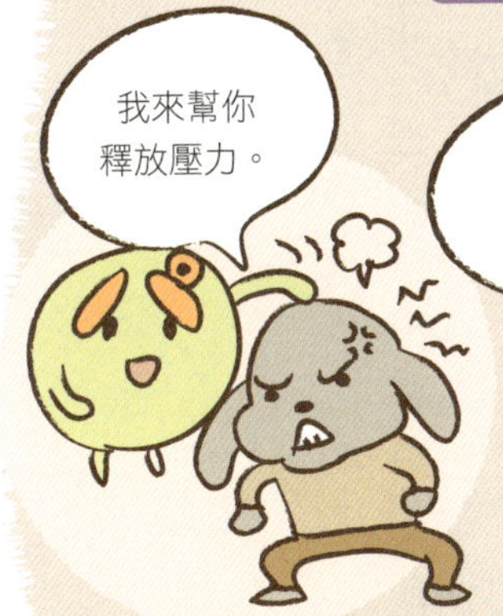
我來幫你
釋放壓力。

與荷爾蒙的合成有關

泛酸也跟皮質類固醇（corticosteroid）的合成有關。皮質類固醇具有緩解壓力的功能。

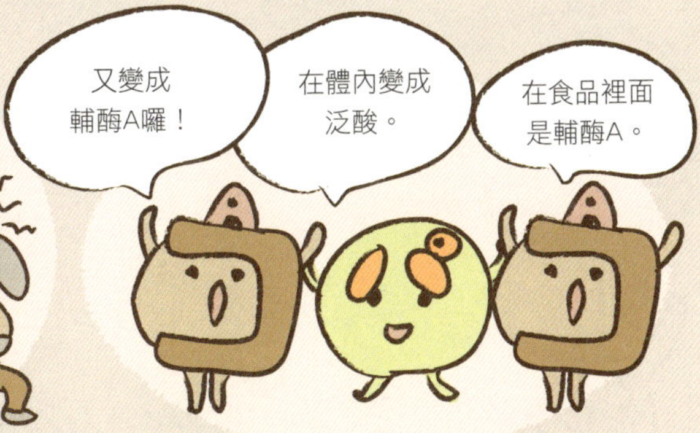
又變成
輔酶A囉！
在體內變成
泛酸。
在食品裡面
是輔酶A。

構成輔酶A

泛酸以名為輔酶A的物質存在於食品之中。輔酶A在體內變成泛酸後，又會重新變成輔酶A的構成成份。輔酶A能夠輔助酵素的功能，維持身體的機能。

COLUMN 3

令人驚訝的富含「維生素C」的蔬菜和水果

代表維生素C的檸檬並不是No 1!?

維生素C能夠生成膠原蛋白、促進鐵質吸收、預防細胞老化，對人體而言可說是好處多多。

或許是飲料商販售的飲品廣告給人留下了深刻的印象，說到富含維生素C的食品，大家往往都會聯想到檸檬，對吧?但事實上，檸檬所含的維生素C並不如大家所想像得那麼多。

例如，紅椒、青花菜等蔬菜，或是針葉櫻桃、奇異果等水果的維生素C含量就比檸檬高出許多。尤其在盛產時期，維生素C的含量更高。

值得注意的是，維生素C的特徵是易溶於水且不耐熱。吃蔬菜的時候，比起水煮，用微波爐燜熟，或是快速熱炒，更能夠毫無耗損地攝取維生素C。烹調的時候，只要稍加留意就可以了。

沒辦法在體內生成的維生素C，只要從日常生活勤奮地攝取，就能促進健康與美容。

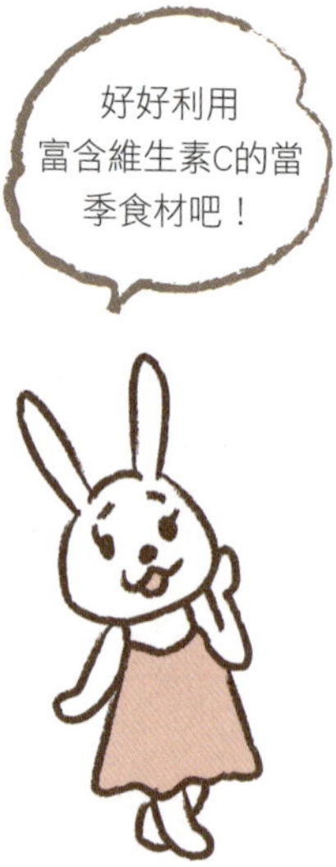
好好利用
富含維生素C的當
季食材吧！

4
章

支撐人體的礦物質基礎

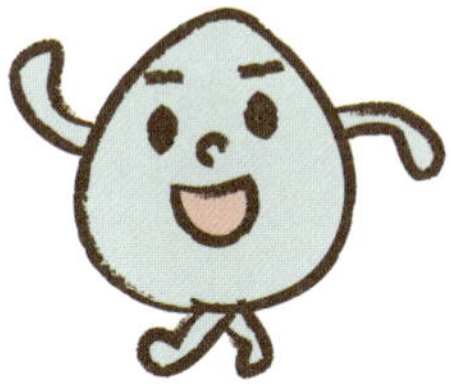

「礦物質」是維持與調節身體機能所不可欠缺的營養素。例如，「鋅」是使味覺和嗅覺維持正常的元素，鉀可以預防血壓上升。飲食不均衡就容易陷入不足或過剩的情況，所以先來了解一下各元素對人體的影響吧！

礦物質①

人體必需的礦物質共有16種！

礦物質有哪些種類？

五大營養素

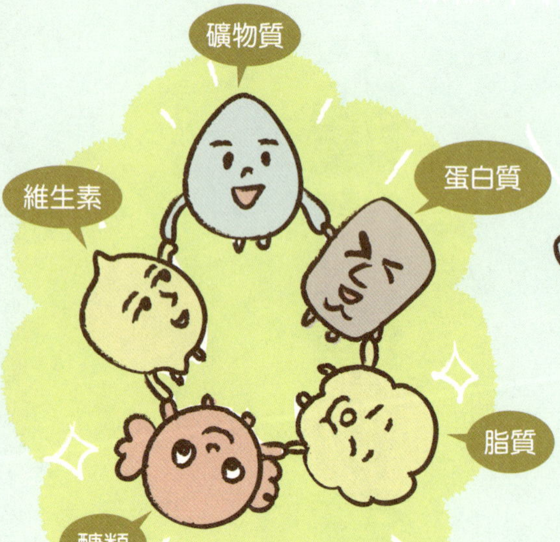
礦物質
維生素
蛋白質
脂質
醣類

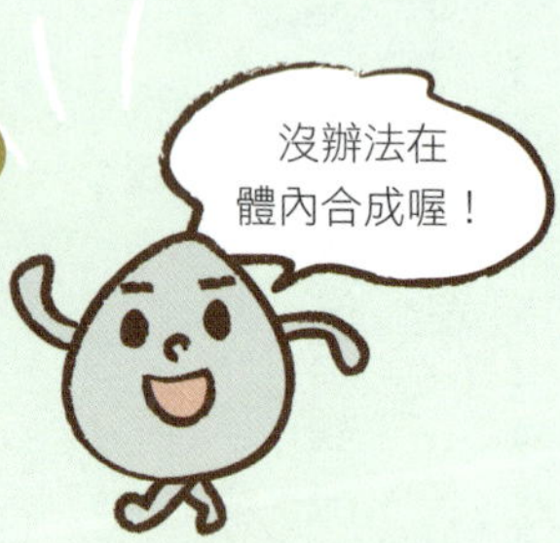
沒辦法在
體內合成喔！

礦物質是五大營養素之一。因為無法在體內合成，所以必須透過每天的飲食攝取。

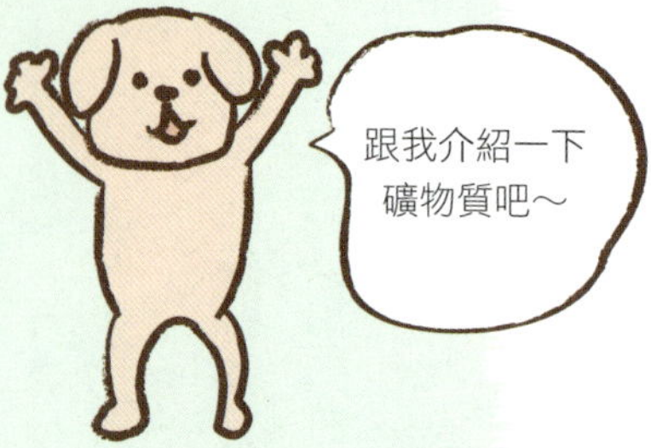
跟我介紹一下
礦物質吧～

礦物質又稱為無機鹽。換句話說，就是存在於我們體內的礦物。具有作為身體材料、正常維持身體機能的作用。

說明一下吧！

人體必需的礦物質共有十六種

人類的身體約九五%是由氮、碳、氫、氧所組成，剩餘的五%則是由礦物質所構成。

礦物質又稱為無機鹽。是五大營養素之一，是維持身體健康所不可欠缺的存在。

目前已知，身體所需的礦物質共有十六種。礦物質無法在體內合成，所以要靠飲食方式攝取。

必需礦物質

身體必需的礦物質稱為「必需礦物質」。必需礦物質共有16種。

巨量礦物質

必需礦物質當中，需求量較多的礦物質屬於「巨量礦物質」。巨量礦物質共有7種。

微量礦物質

必需礦物質當中，需求量較少的礦物質就是「微量礦物質」。微量礦物質共有9種。

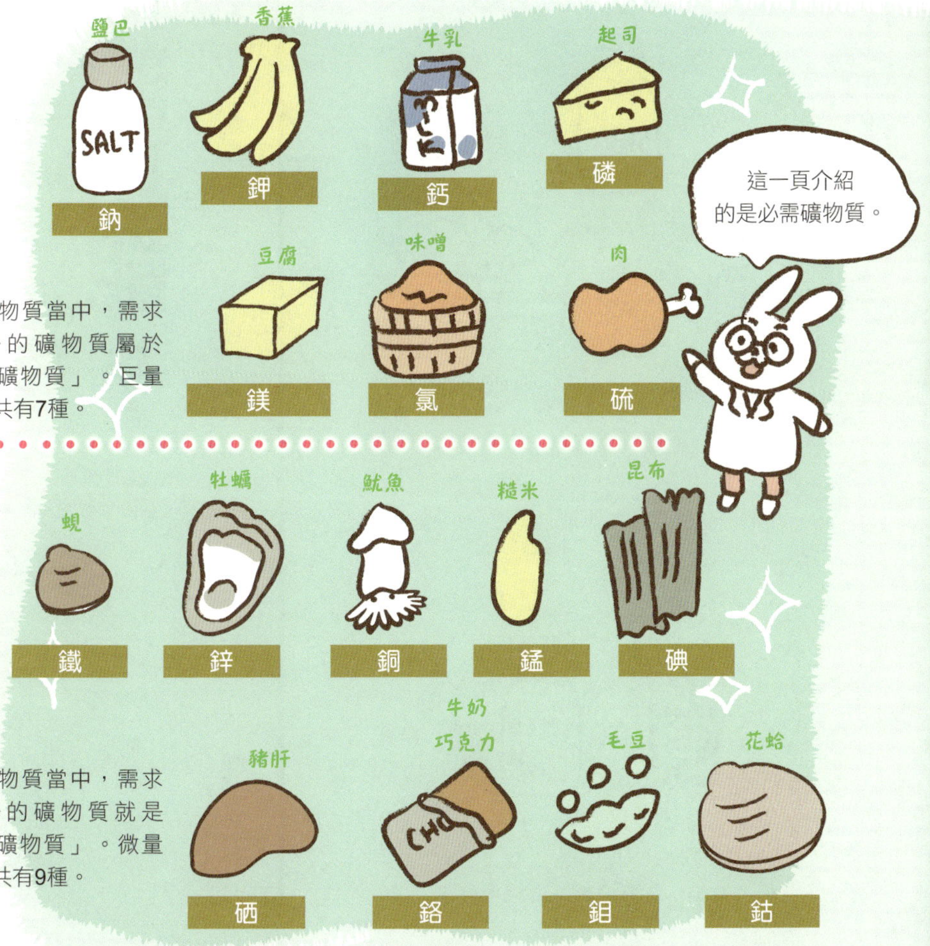
鹽巴
SALT
鈉
香蕉
鉀
牛乳
鈣
起司
磷
豆腐
鎂
味噌
氯
肉
硫
這一頁介紹的是必需礦物質。
蜆
鐵
牡蠣
鋅
魷魚
銅
糙米
錳
昆布
碘
豬肝
硒
牛奶巧克力
鉻
毛豆
鉬
花蛤
鈷

礦物質②

調整體內的水分含量

鈉有什麼樣的功能？

說明一下吧！

不會不足，反而要擔心攝取過量

我們在飲食生活中攝取的鹽分的主要成分就是鈉。

鈉的主要功能是調節體內的水分。透過維持細胞的滲透壓，以保持細胞必要的水分。

另外，還有和鉀（參考八八～八九頁）一起引發微量電流，促使

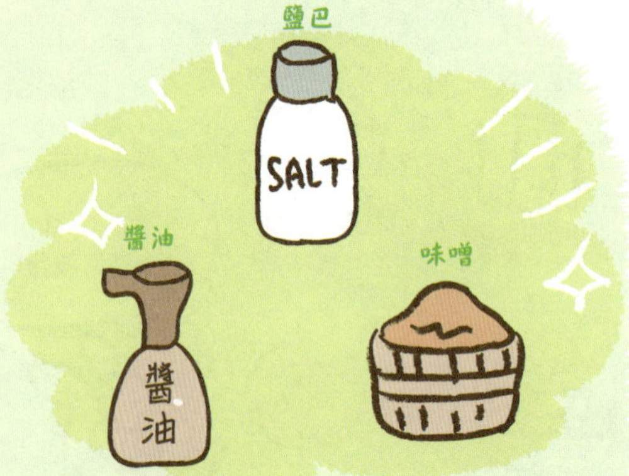

鈉是鹽分的主要成分。除了食鹽以外，醬油、味噌等調味料、市售的雜貨等都含有鈉。

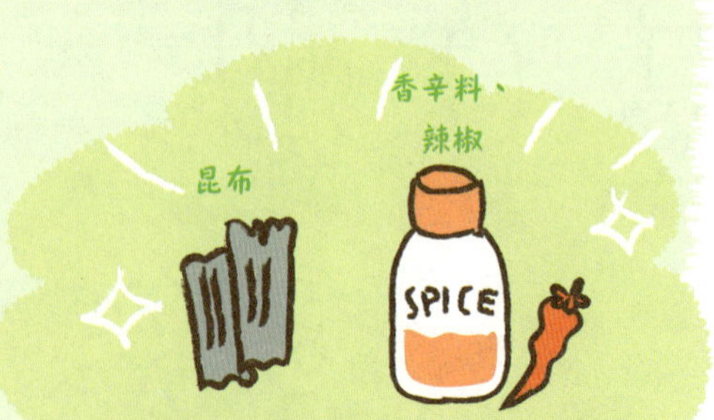

許多食品都有含鈉，所以不至於不足，反而要注意不要攝取過量。只要在使用香辛料或高湯調味的時候減少鹽分，就沒問題了。

肌肉收縮的功能。

礦物質通常不是嚴重缺乏，就是攝取過量。不過，鈉則是必須注意避免攝取過量的礦物質。

鈉如果攝取過量，就會引起高血壓或生活習慣病。甚至，還會提高罹患胃癌或食道癌的風險。

基本上，只要正常飲食，就不需要擔心鈉缺乏的問題。擔心攝取過量的人就減少含有鹽分的調味料吧！

鈉的主要功能

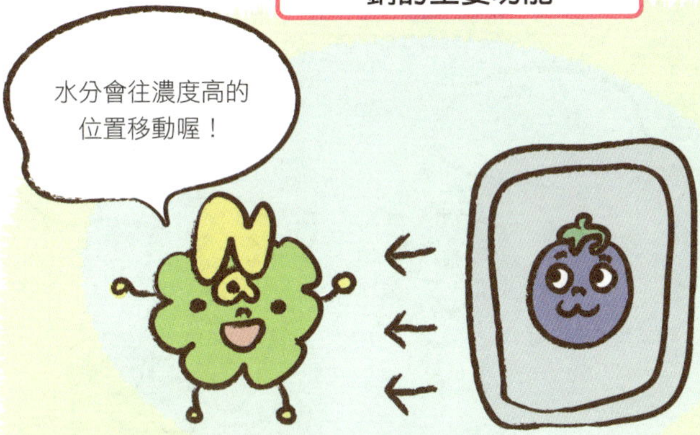
水分會往濃度高的位置移動喔！

調節體內的水分

鈉和鉀相比，水分會從濃度低的位置往高的位置移動。這種水分相互拉扯的力量就稱為滲透壓。身體就是透過滲透壓來維持體內的水分含量。

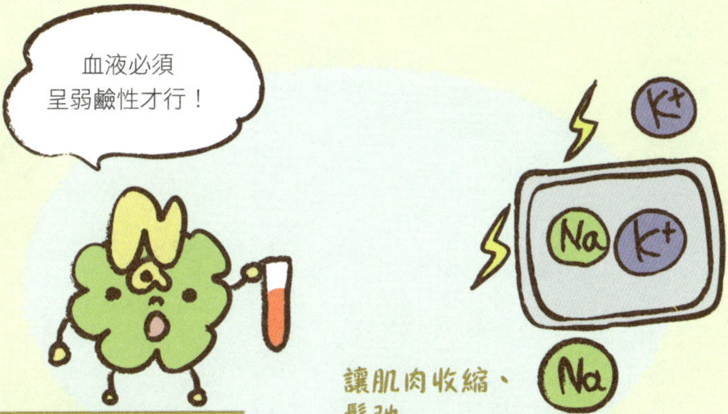
血液必須呈弱鹼性才行！
K+
Na
K+
Na

使血液維持正常

通常血液呈現弱鹼性。如果血液變成酸性，就會有引發各種疾病的危險。鈉有助於維持血液的正常狀態。

讓肌肉收縮、鬆弛

在細胞外側的鈉和細胞內側的鉀會透過移動的方式產生微電流。藉由這個電流使肌肉收縮、鬆弛。

礦物質③

促進鈉的排泄

鉀有什麼樣的功能？

鉀的主要功能

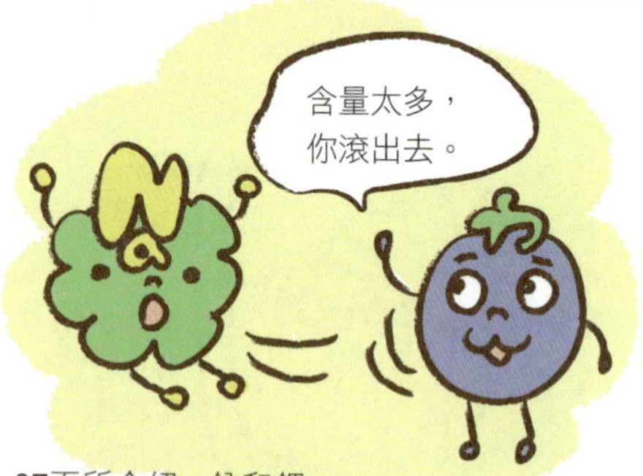
含量太多，
你滾出去。

就如86～87頁所介紹，鈉和鉀一起合力維持細胞的滲透壓，同時也負責調整肌肉的收縮。

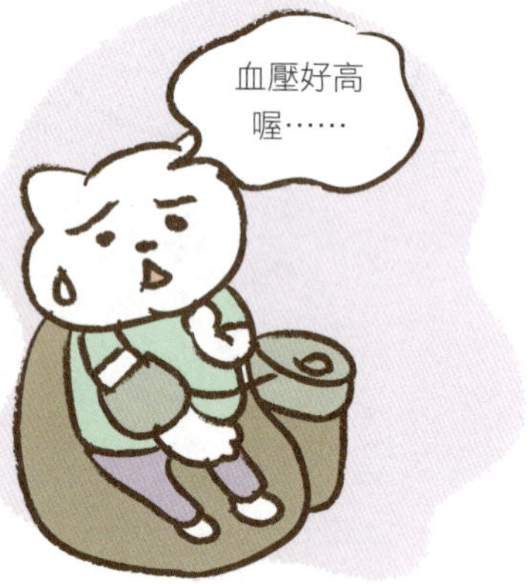
血壓好高
喔……

降低血壓

鉀的重要功能就是維持血壓的正常。鈉（鹽分）如果攝取過量，就會形成高血壓。這個時候，鉀就會調整體內的鹽分含量。藉由尿液將鈉排出體外。

說明一下吧！

多種食物都有，可簡單攝取

鉀是和八六～八七頁所介紹的鈉有著深厚關係的礦物質。

鉀和鈉一樣，同樣具有調整體內水分的作用。鈉是讓水分滯留，相對之下，鉀則具有調節功能，使水分含量不會變得過多。

肌肉的收縮也是，鈉和鉀的移動會引起電流。

鉀也具有降低血壓的重要功能。鈉攝取過量，導致高血壓的時候，

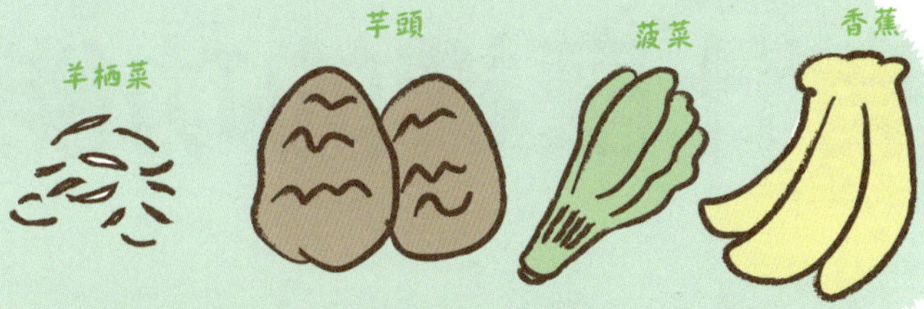

大部分的食品都含有鉀。其中尤其富含鉀的是羊栖菜、芋頭、菠菜、香蕉、納豆等。

鉀具有溶於水的性質。青菜用煮的時候，大約有50％的鉀會溶進湯裡面。最好選擇煮成湯等可以吃到溶出份量的烹調方法。另外，果乾或海藻等乾物會將成分濃縮，就能更有效率地攝取到鉀。

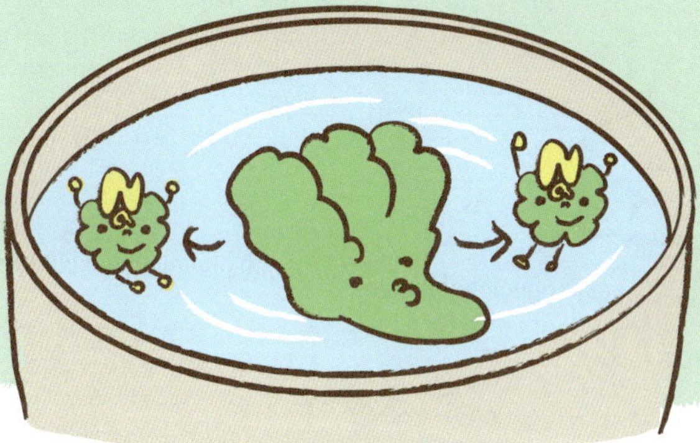

鉀會調整體內的鹽分含量。

羊栖菜、香蕉、菠菜等都含有大量的鉀，但其實幾乎大部分的食品都有含鉀。只要正常飲食，就不需要擔心不足。

鉀具有溶於水的性質，只要烹調成可以連同湯一起吃的料理就可以了。

礦物質④

其實是調整肌肉的動作

鈣有什麼樣的功能？

說明一下吧！

體內存在最多的礦物質

鈣是以製造骨骼、牙齒而眾所周知的礦物質。

鈣是體內存在最多的礦物質，重量大約是體重的一～二%。

大約九十九%的鈣都存在於骨骼或牙齒等堅硬組織裡面，剩下的一%則存在於血液、肌肉、神經等柔軟組織裡。

鈣可以製造堅硬的骨骼和牙齒，而肌肉或血液裡面的鈣則是用來凝固血液、止血、調整肌肉的動作、運送神經傳導物質。

牛乳和起司等乳製品、可帶骨吃的小魚、可帶殼吃的櫻花蝦等食物都含有大量的鈣。除了動物性食品之外，青菜類、大豆製品也有豐富的含量。

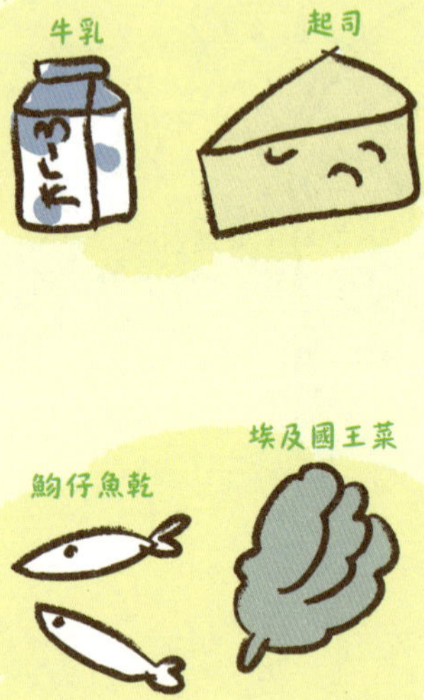

牛乳、起司等乳製品、可帶骨吃的小魚等，都含有大量的鈣。綠黃色蔬菜、大豆、大豆製品也有豐富的鈣。

鈣的主要功能

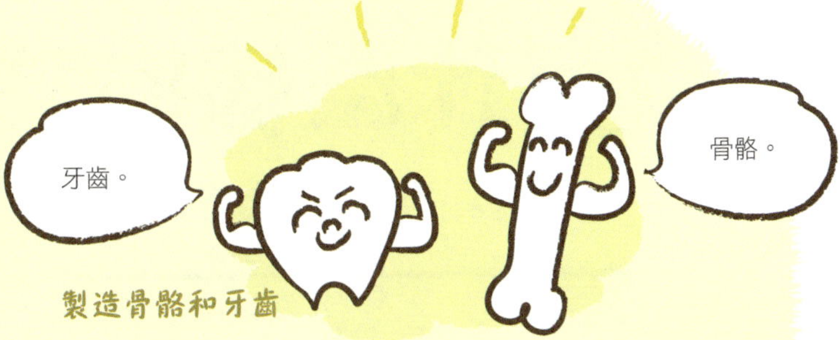

製造骨骼和牙齒

被小腸吸收後，會合成為骨骼或牙齒的材料氫氧基磷灰石（hydroxyapatite）。

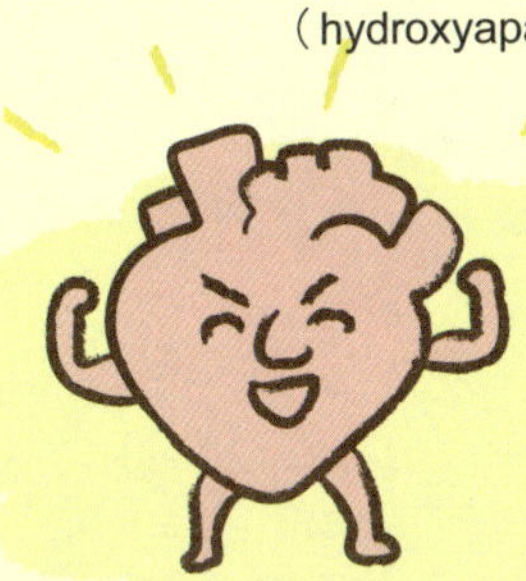

調整肌肉的動作

鈣會調整肌肉收縮和鬆弛的正常動作。健康心臟的動作也是靠鈣的功能。

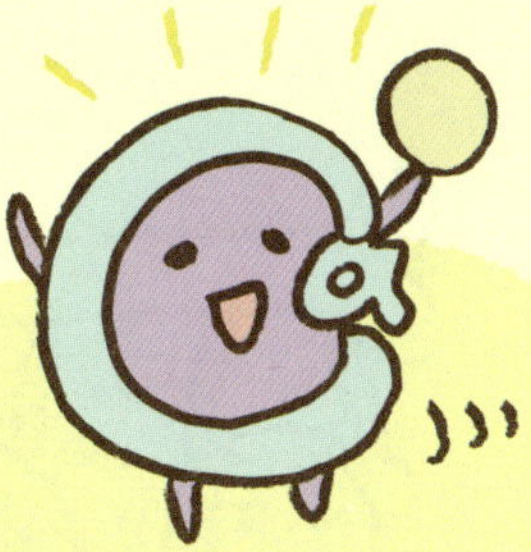

傳達神經的資訊

血液裡面的鈣會搬運神經傳導物質等，負責資訊傳達。

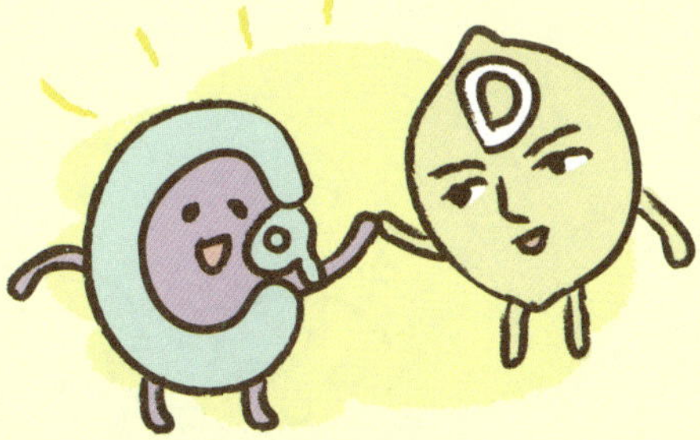

鈣建議搭配維生素D一起攝取。鈣的吸收率會因食品而有不同，同時，隨著年齡增長，吸收率也會下降。只要搭配維生素D一起攝取，就能更有效地攝取鈣。

礦物質⑤

骨骼和牙齒的材料

磷有什麼樣的功能？

磷的主要功能

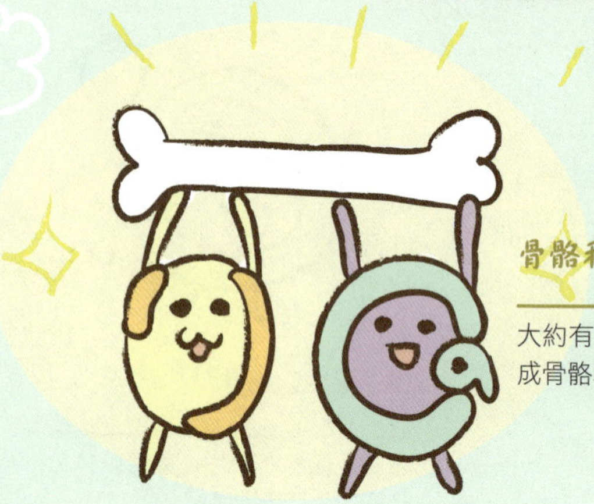

骨骼和牙齒的材料

大約有80%的磷會和鈣結合，變成骨骼和牙齒的材料。

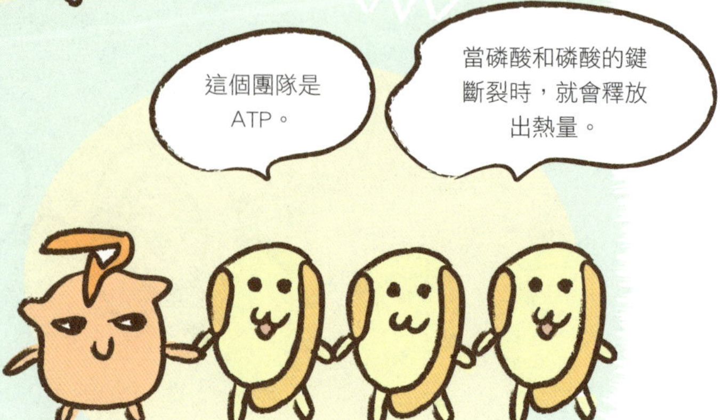
這個團隊是ATP。
當磷酸和磷酸的鍵斷裂時，就會釋放出熱量。

幫助製造熱量

成為醣類、脂質、蛋白質生成熱量時所需要的ATP（三磷酸腺苷；adenosine triphosphate）的構成成分。

說明一下吧！

份量僅次於鈣的礦物質

在體內的礦物質當中，磷的含量僅次於鈣。磷的重量大約是體重的一%。

磷的重要作用是骨骼和牙齒的材料。磷和鈣結合之後，就會變成骨骼和牙齒的主要成分，也就是氫氧基磷灰石。

大約有八〇%的磷都會變成骨骼和牙齒的材料。剩餘部分則存在於肌肉、大腦、神經等部位，用來輔助熱量的製作。

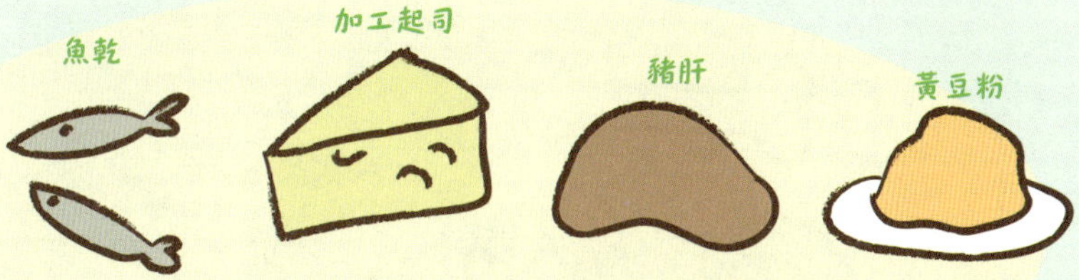
魚乾
加工起司
豬肝
黃豆粉

磷存在於所有的細胞，所以許多食品都含有磷。尤其以魚類、肉類、牛乳、乳製品、大豆等最為豐富。

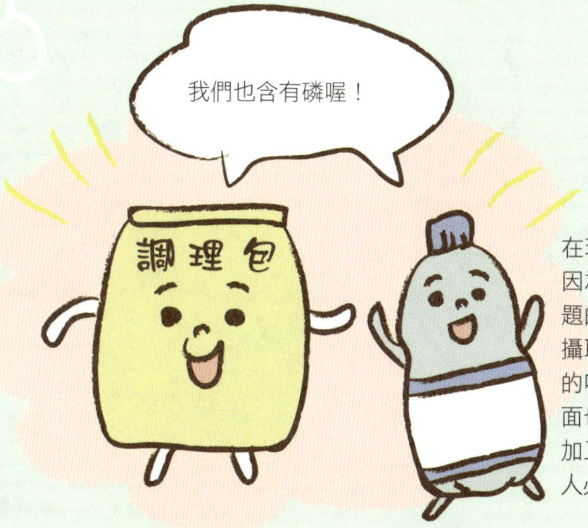
我們也含有磷喔！
調理包

在現代的飲食生活中，因為磷攝取過量而出問題的情況很多。磷如果攝取過量，就會妨礙鈣的吸收。食品添加物裡面也含有磷，所以喜歡加工食品或清涼飲料的人必須多加注意。

礦物質⑥

進行血壓的調整

鎂有什麼樣的功能？

鎂的主要功能

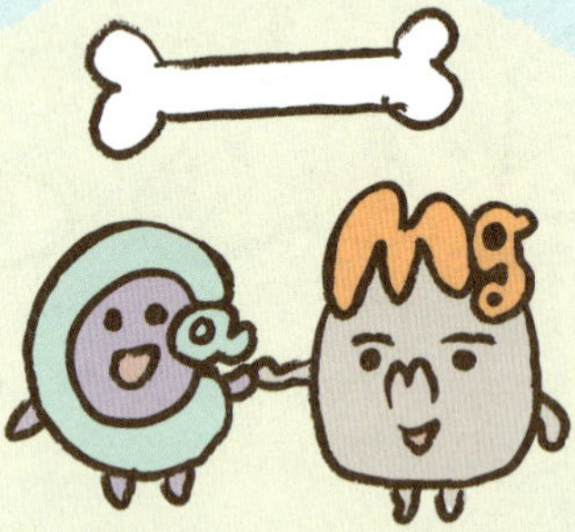

形成骨骼

和鈣一起製作骨骼。大部分的鎂都存在於骨骼之中，不過，當血液裡面的鎂減少的時候，身體就會從骨骼裡面抽出鎂。

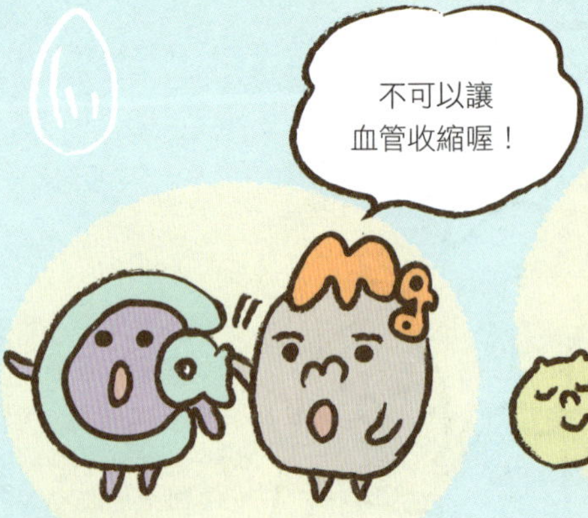
不可以讓
血管收縮喔！

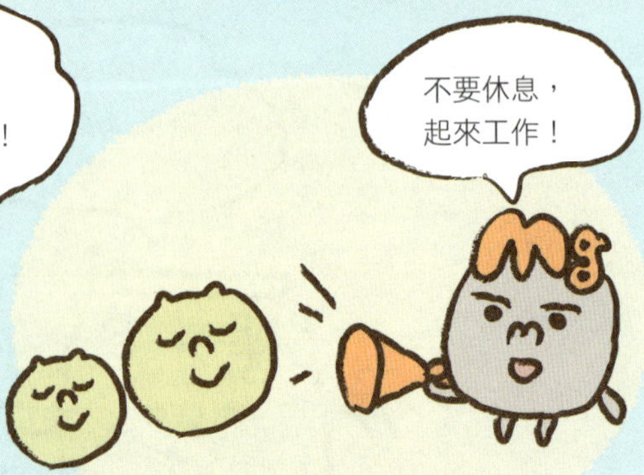
不要休息，
起來工作！

調整血壓

鈣是讓血管收縮，使血壓上升，鎂則是抑制。如此一來，血壓就不會過高。

活化酵素

讓300種以上的酵素活化，輔助在體內發生的各種代謝活動。

說明一下吧！

負責調整血壓和資訊傳達

鎂的五〇～六〇%存在於骨骼當中。剩餘部分則存在於肝臟、肌肉和血液。

從存在於骨骼這一點就可以知道，鎂能夠幫助骨骼和牙齒的製作。

另一個重要的作用是，讓三百種以上的酵素活化，促進體內的各種代謝。

除此之外，還有調整血壓、收縮肌肉、傳達資訊等功能。

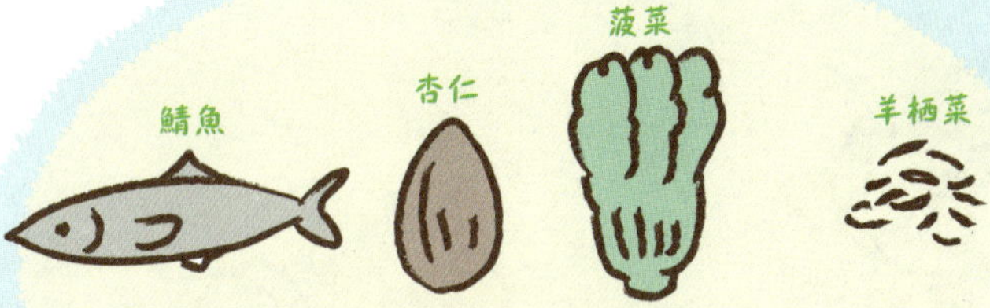
鯖魚
杏仁
菠菜
羊栖菜

大部分的食品都含有鎂。海藻類、魚類和堅果等，尤其豐富。雖然不需要擔心可能因為正常飲食而導致過量攝取，但如果因為營養輔助品而攝取過量，就會有導致腹瀉的危險。

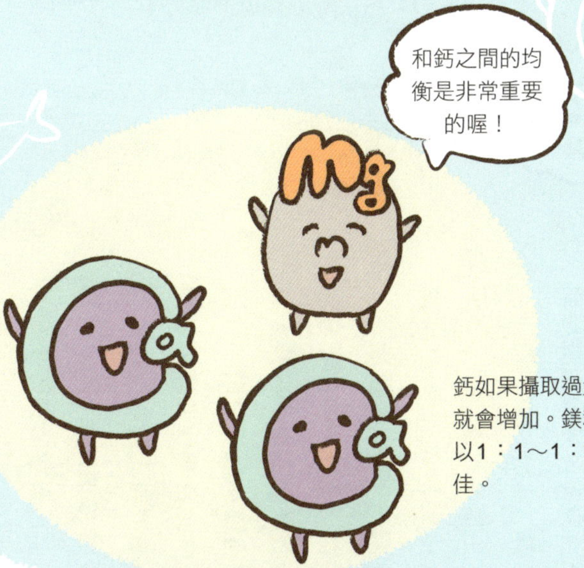
和鈣之間的均衡是非常重要的喔！
Mg
Ca
Ca

鈣如果攝取過量，鎂的排出就會增加。鎂和鈣的攝取量以1：1～1：1.5的比例尤佳。

礦物質⑦

把氧送至全身的重要礦物質

鐵有什麼樣的功能？

鐵的主要功能

對思考力、記憶力也很重要

鐵也會把氧氣運送至大腦。如果氧氣沒有送達大腦，思考力和記憶等就會衰退。

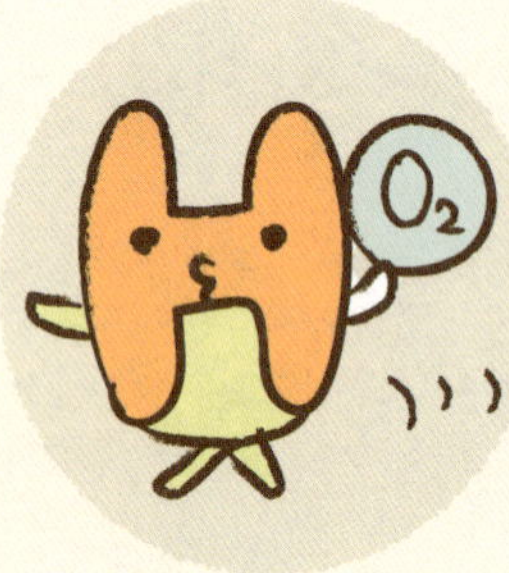

運送氧氣

紅血球當中名為血紅素的成分具有運送氧氣的作用。鐵是血紅素的材料。正因為有鐵，氧氣才能夠運送至全身。

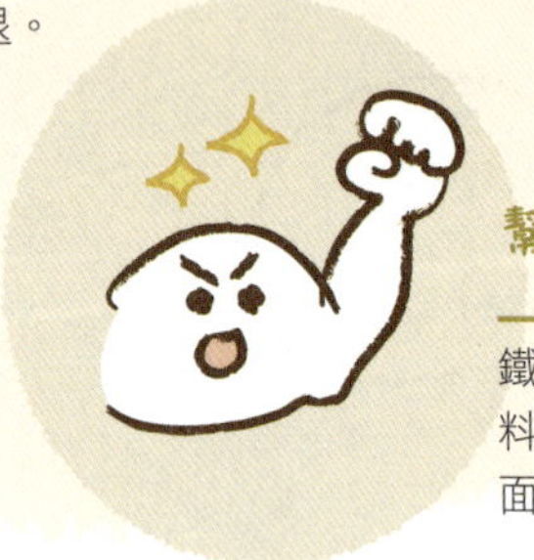

幫助肌肉吸收氧氣

鐵也是肌紅素（myoglobin）的材料。肌紅素會把氧氣運送到肌肉裡面。

說明一下吧！

對思考力和記憶力也是重要的存在

大家是否聽過，「缺鐵就會貧血」這句話？當紅血球裡面的血紅素減少，就會引起貧血。也就是說，當製造血紅素的材料，也就是鐵一旦不足，就會引起貧血。

製造血紅素，然後運送氧氣是鐵的重要作用。

紅血球也要負責把氧氣運送到大腦。鐵如果不夠，氧氣就沒辦法送達大腦，思考力和記憶力等就可能衰退。為提高學習

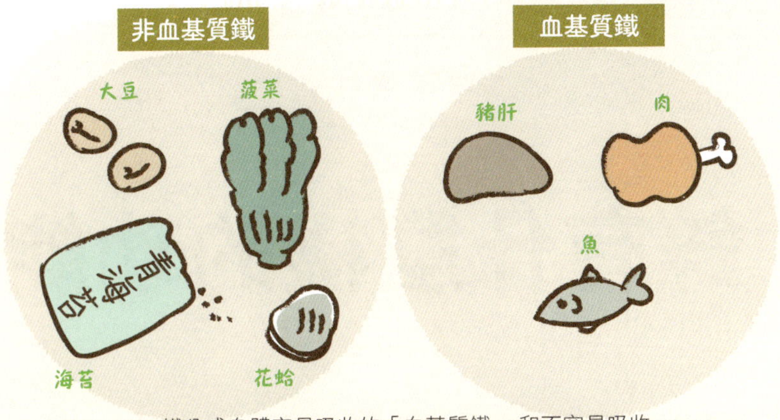
非血基質鐵
大豆
菠菜
青海苔
海苔
花蛤
血基質鐵
豬肝
肉
魚

鐵分成身體容易吸收的「血基質鐵」和不容易吸收的「非血基質鐵」。豬肝、紅肉、貝類等動物性食品含有較多的血基質鐵。大豆、菠菜等植物性食品含有較多的非血基質鐵。

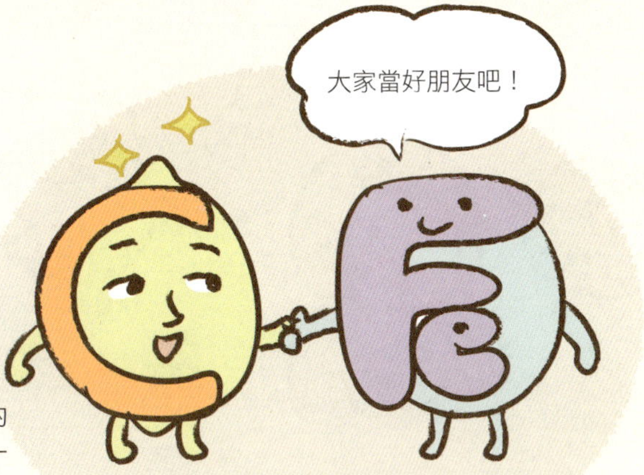
大家當好朋友吧！

吃不容易吸收的非血基質鐵的食品時，建議搭配維生素C一起攝取。不管是血基質鐵，或是非血基質鐵，只要搭配維生素C一起攝取，就能更有效地吸收喔！

能力，確實地攝取鐵吧！

除了運送氧氣之外，鐵也會以含鐵酵素的型態，幫助熱量的生成、幫助肌肉吸收氧氣。

以豬肝為首的內臟是鐵含量豐富的食品。除了肉和海鮮之外，小松菜、菠菜等綠黃色蔬菜也有含鐵。

只要搭配紅椒或青花菜等含有維生素C的食品一起攝取，就能提高鐵的吸收率。

礦物質⑧

維持正常味覺的礦物質

鋅有什麼樣的功能？

鋅的主要功能

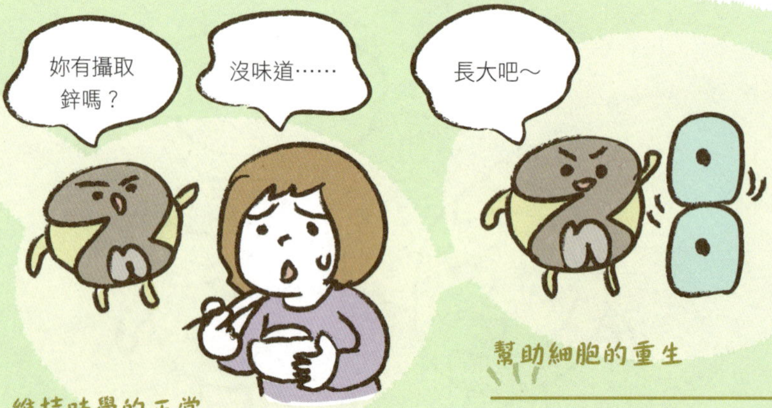

維持味覺的正常

舌頭表面用來感受味道的「味蕾」，細胞重生的情況相當頻繁，如果鋅不夠，就感受不到味道。

幫助細胞的重生

為了製造新的細胞而進行細胞分裂。鋅會以輔酶的型態輔助細胞分裂。

說明一下吧！

如果不足，免疫力就會下降

鋅多存在於血液和皮膚，骨骼、肌肉、腎臟和肝臟裡面也有。

鋅是製造體內的各種酵素的成分。是與消化、代謝、生殖等相關的各種酵素的材料。

不管是合成蛋白質，或是合成傳達遺傳密碼的DNA，全都需要鋅，此外，細胞的重生也需要鋅。鋅是身體成長所不可欠缺的存在。

鋅也具有使味覺維持正常的功能。舌頭表面

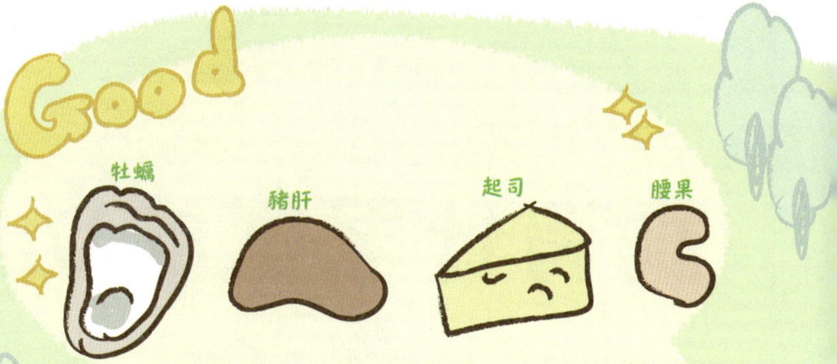
Good
牡蠣
豬肝
起司
腰果

富含蛋白質的食品都含有鋅。尤其以牡蠣、豬肝、牛肉、起司等最為豐富。堅果、烤海苔等也含有豐富的鋅。

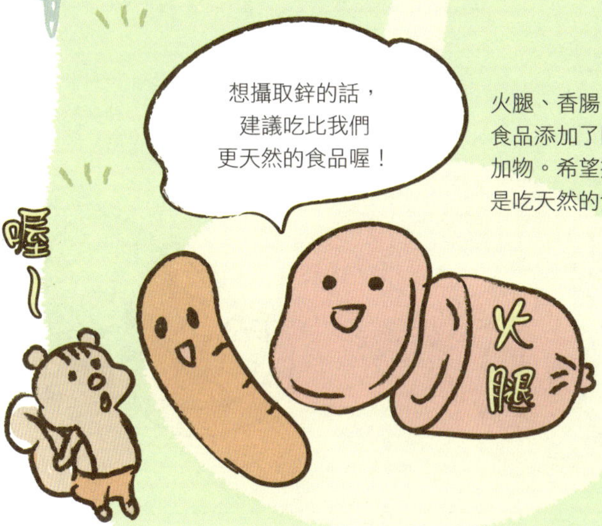
想攝取鋅的話，
建議吃比我們
更天然的食品喔！
喔～
火腿

火腿、香腸、魚肉香腸等加工食品添加了降低鋅吸收率的添加物。希望攝取鋅的時候，還是吃天然的食品會比較好。

感受味覺的「味蕾」，細胞重生的情況十分活躍，因此，一旦鋅不足，味蕾就無法確實發揮功能。

肉類、海鮮、大豆等富含蛋白質的食品，大多都含有鋅。尤其含量最多的是牡蠣、豬肝和牛肉。另外，堅果類和海藻類也具有豐富含量。

鋅不足的時候，除了前述的味覺障礙之外，也有罹患皮膚炎、因免疫功能下降而容易罹患傳染疾病的危險。

礦物質⑨

有助於預防貧血

銅有什麼樣的功能？

銅的主要功能

運送氧氣

紅血球的血紅素具有把氧氣運送到身體各處的功能。銅則是負責搬運鐵，製造血紅素。如果只有鐵，沒有銅，就沒辦法運送氧氣。

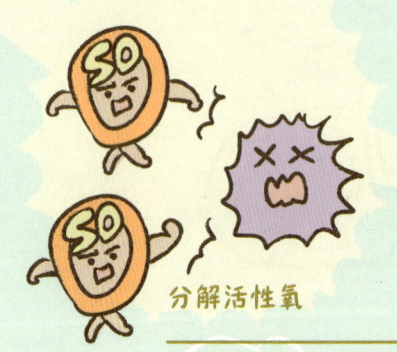

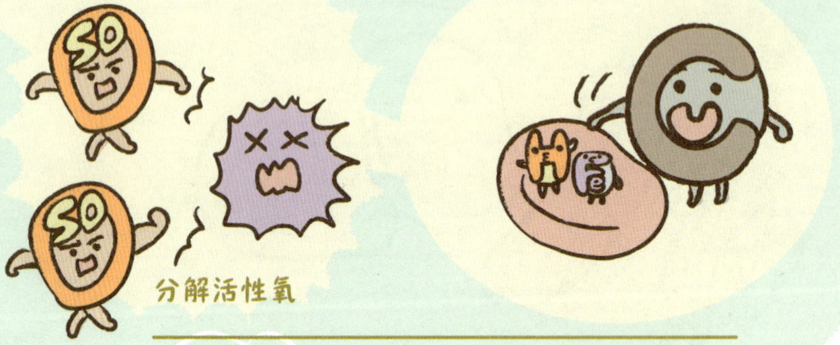

分解活性氧

去除導致老化的原因的活性氧。銅是酵素SOD（超氧化物歧化酶）的構成成分。SOD具有分解活性氧的功能。

說明一下吧！

軟體動物也含有豐富的銅

銅有助於製造血液裡面的紅血球，然後協助將氧氣運送至全身。

九十六～九十七頁介紹的鐵也是功能類似的礦物質。鐵是變成紅血球裡面的血紅素，銅則是負責把鐵搬運到製造紅血球的場所。如果沒有銅，就算有鐵，還是沒辦法製造出血紅素，就會導致貧血。

銅也具有消除老化原因，也就是去除活性氧的功能。銅會變成

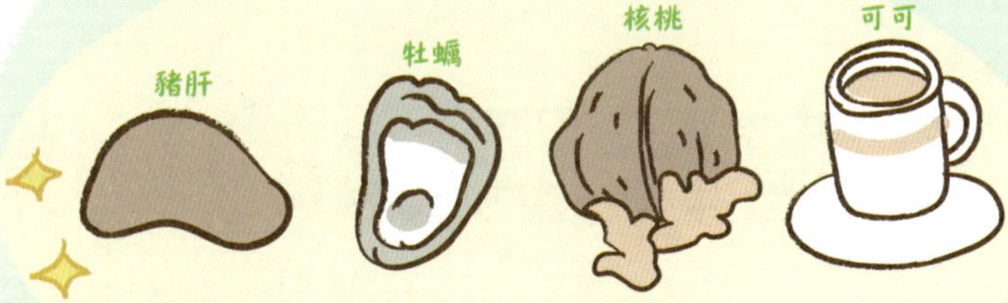
豬肝
牡蠣
核桃
可可

海鮮、豬肝、堅果、大豆、可可等都含有大量的銅。只要飲食正常，基本上就不會有攝取不足或過量的問題。

值得注意！

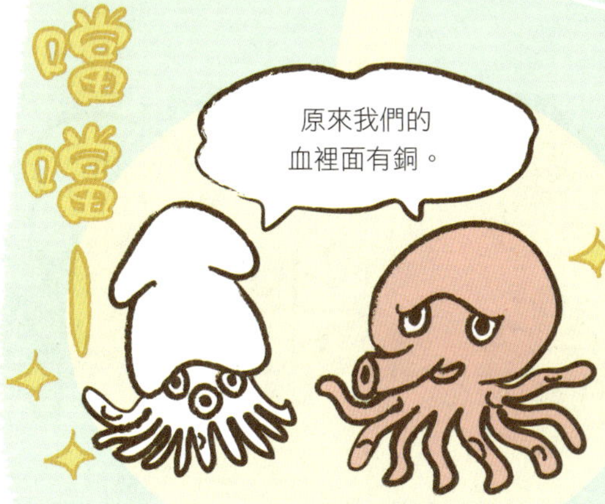
噹噹—
原來我們的
血裡面有銅。

章魚、魷魚、螃蟹、牡蠣等海鮮含有豐富的銅。這是因為軟體動物的血液中名為血青素的蛋白質裡面含有銅。

名為SOD（超氧化物歧化酶；superoxide dismutase）的酵素材料。SOD的功能就是分解活性氧。

魷魚、章魚等海鮮、豬肝、堅果類、豆類製品等，都含有豐富的銅。魷魚、章魚、螃蟹含有豐富的銅是因為軟體動物的血液裡面沒有血紅素，取而代之的是名為血青素（hemocyanin）的蛋白質，而銅就藏在這種血青素裡面。

礦物質⑩

骨骼的發育和醣類的代謝

錳有什麼樣的功能？

錳的主要功能

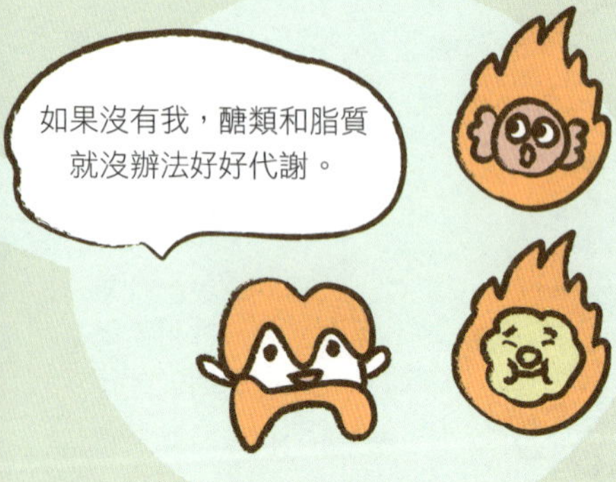
如果沒有我，醣類和脂質
就沒辦法好好代謝。

與醣類等的代謝有關

錳與醣類和脂質的代謝有關。錳如果不足，血糖就會升高，血中脂肪酸就會增加。

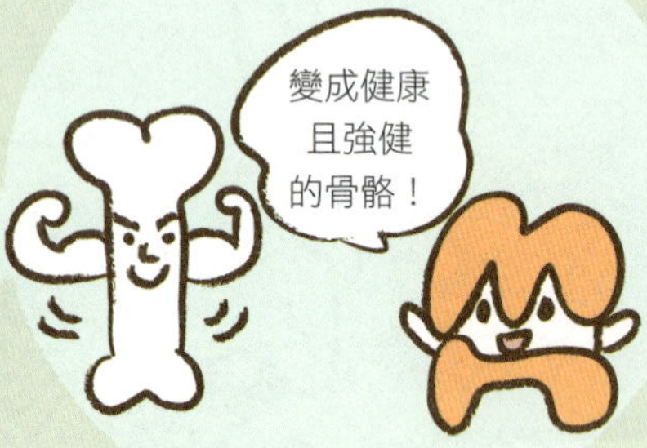
變成健康
且強健
的骨骼！

讓骨骼發育

錳與骨骼的形成有關，錳如果不足，就有導致骨骼發育不良的危險性。

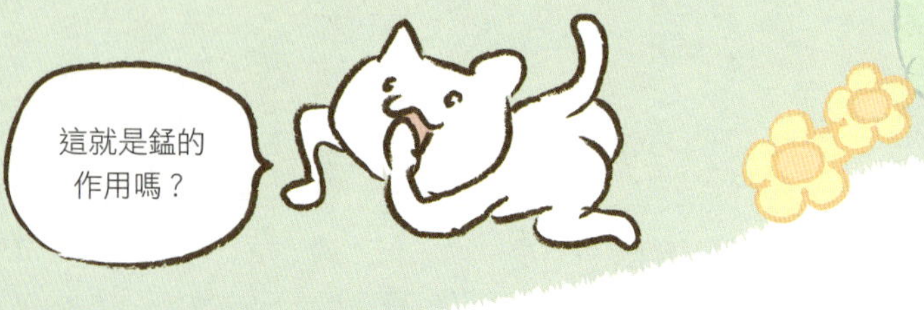
這就是錳的
作用嗎？

說明一下吧！

植物性食品含有豐富的錳

錳是存在於肝臟、胰臟、腎臟、毛髮、血液等各部位的礦物質。

錳有助於活化各種酵素，幫助醣類、脂質、蛋白質的消化吸收。讓骨骼發育、生成血液也是錳的作用。

蔬菜、穀類、豆類等食物含有豐富的錳。因為土壤裡面含有錳，所以吸收土壤養分的植物性食品就能夠攝取到錳。

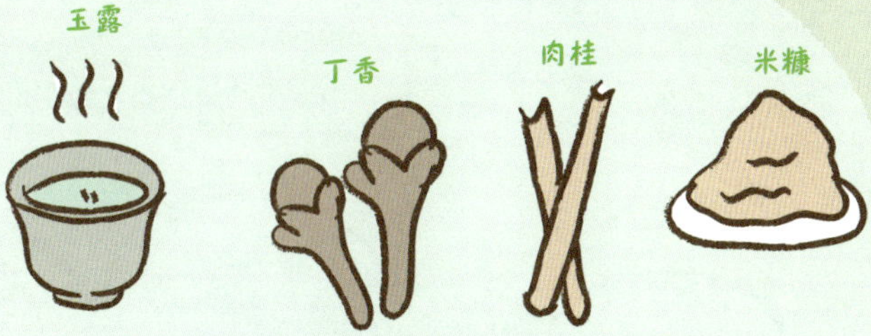

穀類、蔬菜、水果、豆類、堅果、茶葉等，都含有較多的錳。其中尤以玉露、煎茶、米糠、香辛料的丁香或肉桂等，含量最為豐富。

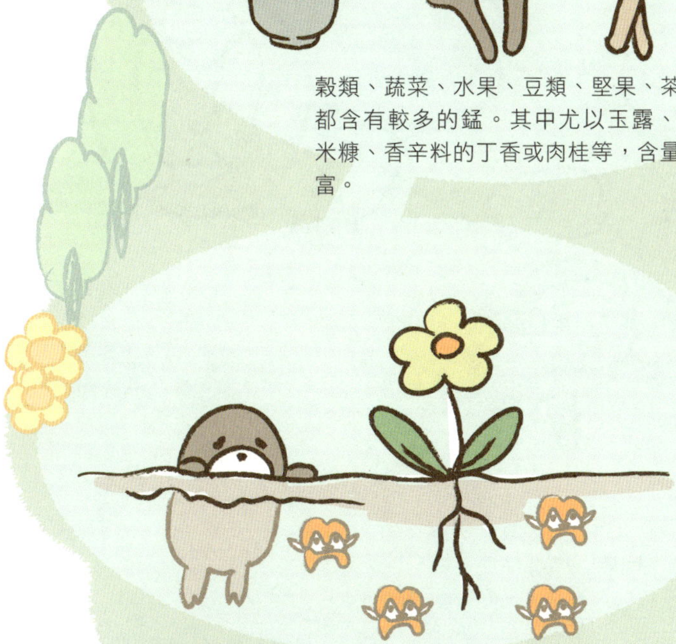

土壤裡面含錳，因此，吸收土壤養分的植物性食品就會含錳。有些動物性食品也有含錳，不過，還是植物性食品的含量比較多。

礦物質⑪

胎兒成長中不可欠缺

碘有什麼樣的功能？

碘的主要功能

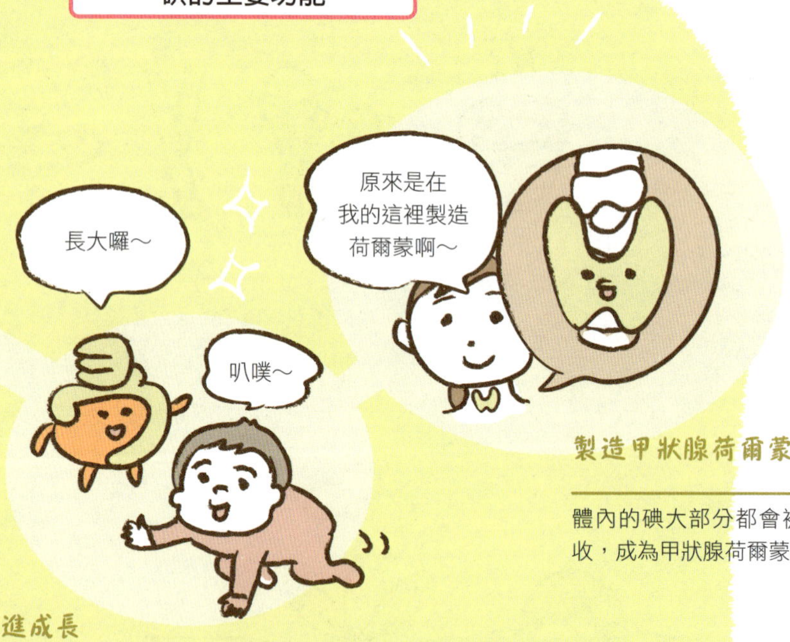

長大囉～
叭噗～
原來是在
我的這裡製造
荷爾蒙啊～

製造甲狀腺荷爾蒙

體內的碘大部分都會被甲狀腺吸收，成為甲狀腺荷爾蒙的材料。

促進成長

甲狀腺荷爾蒙是製造身體組織的材料，同時也被作為活動身體的熱量來源使用。對胎兒的發育或孩童的成長來說，是非常重要的存在。

說明一下吧！

日本人的飲食生活能夠充分攝取

七〇~八〇%的碘都存在於甲狀腺，是甲狀腺荷爾蒙的材料。甲狀腺是位於喉結下方的臟器，甲狀腺荷爾蒙具有促進全身新陳代謝的功能。

海水含有大量的碘，所以海藻和海鮮的碘含量也十分豐富。肉類和蔬菜等的碘含量就不太多。

對於經常吃魚和海藻的日本人來說，碘是能夠充分攝取的營養素。

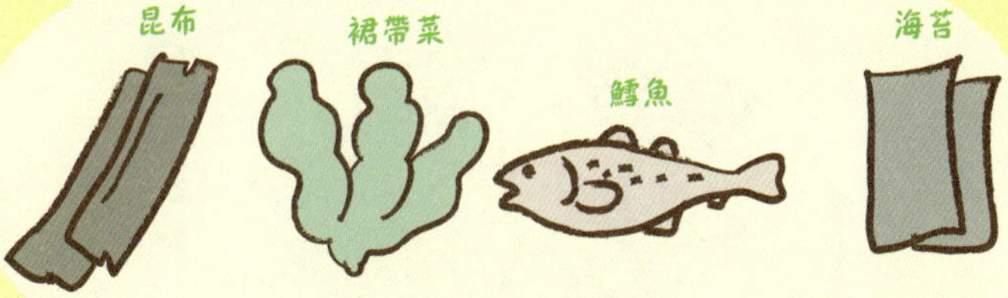
昆布
裙帶菜
鱈魚
海苔

海水含有碘，所以海鮮和海藻都含有豐富的碘。肉類和蔬菜就沒有太多的碘。

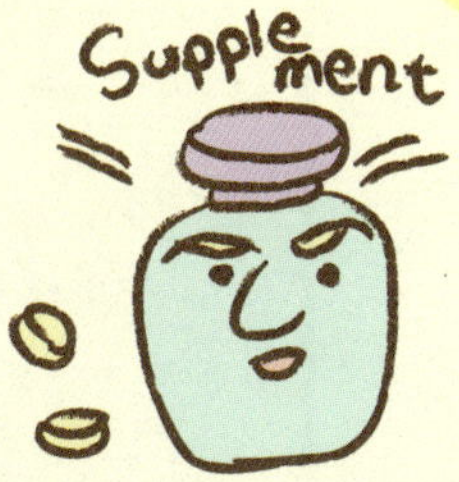
Supplement

大部分的日本製營養輔助品都沒有含碘，不過，國外製造的營養輔助品則有含碘。吃的時候要注意避免攝取過量。

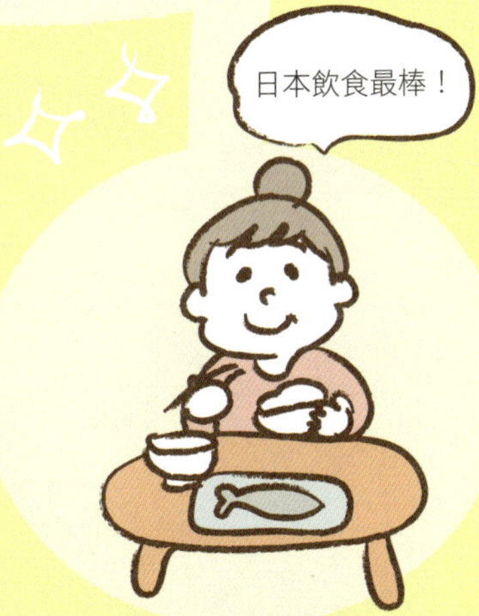
日本飲食最棒！

經常吃海鮮和海藻的日本人，每天的碘攝取量大約是1.5mg。光是一般的飲食，就能攝取到超出必要的份量。

礦物質⑫

身體所需要的礦物質群

想了解其他的礦物質#1

說明一下吧！

活化荷爾蒙，有益健康

除了前面介紹的幾種之外，還有很多不同的礦物質存在。

這裡要介紹的是硒、鉻和氯。硒、鉻是需求量比較少的微量礦物質，氯則是需求量較多的巨量礦物質。

硒主要存在於肝臟和腎臟。具

硒的主要功能

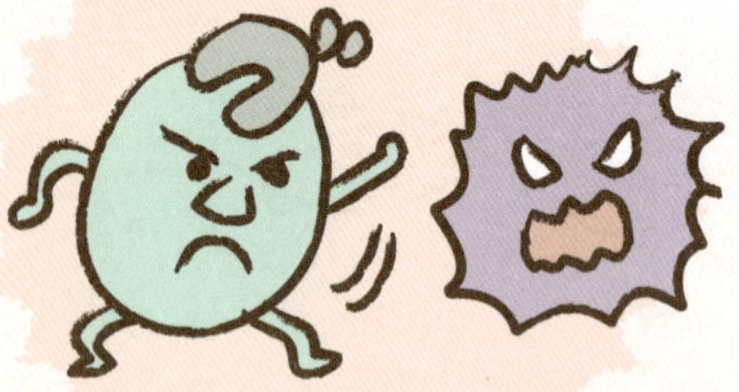

分解活性氧

麩胱甘肽過氧化物酶（glutathione peroxidase）是分解活性氧的酵素。硒是製造這種酵素所不可欠缺的營養素。

豬肝等肉類、鮪魚、沙丁魚、螃蟹等海鮮，以及蔥、全穀穀物都含有硒。日本的土壤含有適量的硒，所以可輕易攝取。

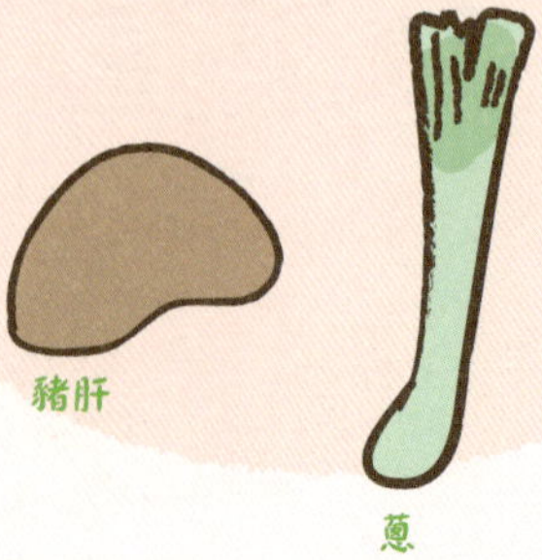

有活化甲狀腺荷爾蒙、分解活性氧的功能。對於水銀等有害物質的減緩也有幫助。

鉻分成可人工製造的六價鉻和食品所含有的三價鉻。六價鉻具有中毒的危險性，可作為營養素利用的則是三價鉻。

主要功能是活化胰島素，幫助醣代謝。

食鹽和鹽分較多的食品都含有氯。可維持體液的滲透壓、促進食物的消化。

鉻的主要功能

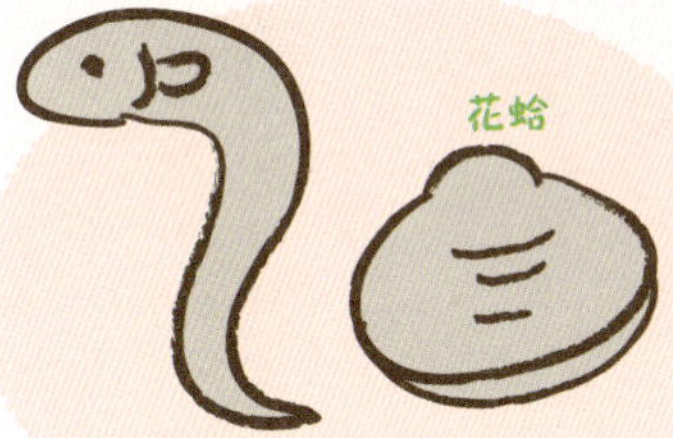

許多食品都含有鉻。其中尤以豬肝、鰻魚、花蛤、蛤蜊、羊栖菜、加工起司等最為豐富。

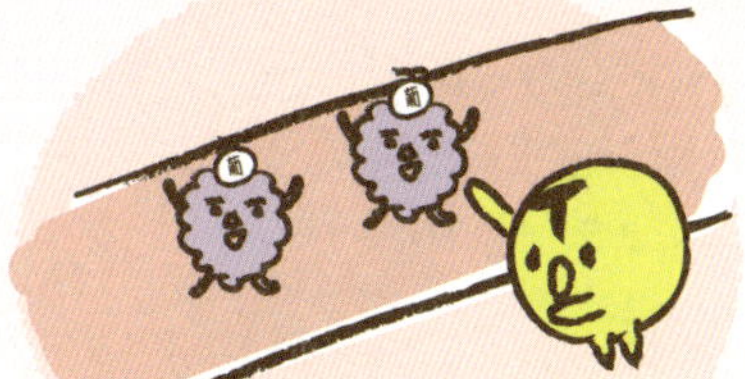

協助胰島素的工作

胰島素是細胞吸收葡萄糖，利用熱量時所需要的荷爾蒙。鉻能夠協助胰島素的工作。如果胰島素無法正常運作，就會有罹患糖尿病的危險。

氯的主要功能

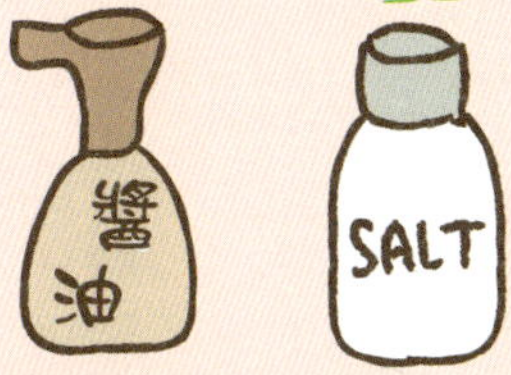

食鹽、醬油、味噌，以及鹽分較多的食品，都含有大量的氯。

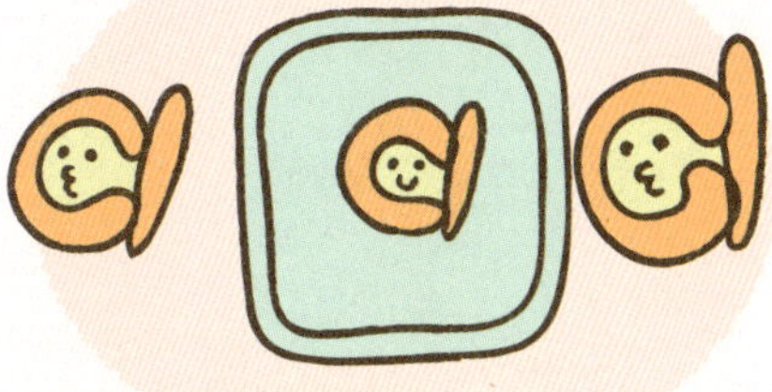

維持體液的滲透壓

大部分的氯都存在於細胞外液（extracellular fluid）。在細胞內外往返，藉此調整滲透壓和酸鹼性。

礦物質⑬

沒聽過，但是卻非常活躍

想了解其他的礦物質#2

說明一下吧！

也有製造紅血球，預防貧血的功能

硫、鉬、鈷也是為了我們的健康所不可欠缺的必需礦物質。硫是巨量礦物質，鉬和鈷則是微量礦物質。

硫（硫黃）會在體內轉為硫化合物，成為含硫胺基酸的成分，並且和毛髮、皮膚、指甲等蛋白質合成。也會輔助醣類、脂質的代謝。

鉬存在於肝臟等部位，可輔助尿酸的製造，以及各式各樣的代謝。

鈷是維生素B_{12}的構成成分。維生素B_{12}是製造紅血球所必需的營養素，如果不足，就會導致貧血。除此之外，鈷也能輔助神經機能。

硫的主要功能

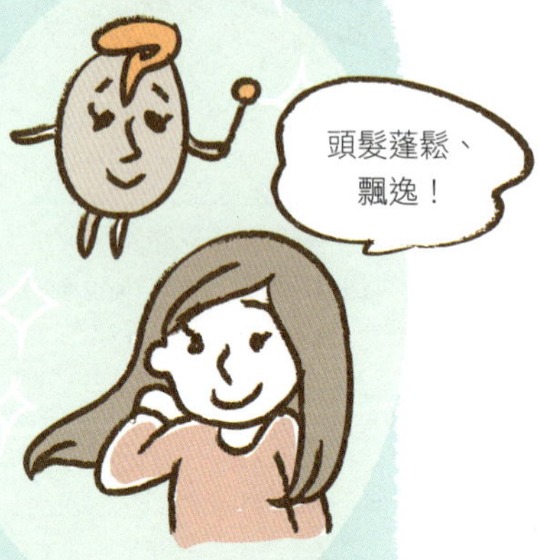

製造毛髮、皮膚、指甲

含有硫的含硫胺基酸是製造皮膚、指甲、毛髮、軟骨、肌腱等的材料。

鉬的主要功能

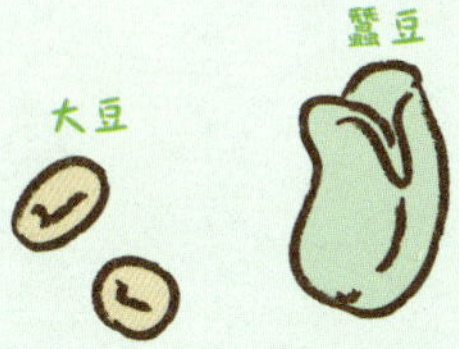

大豆、蠶豆和豌豆等豆類、豬肝等都含有許多鉬。

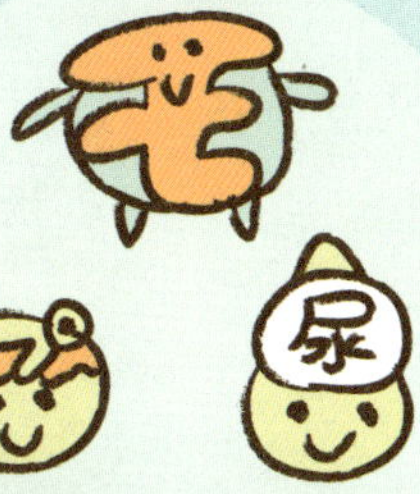

幫助製造尿酸〔熱量物質嘌呤（purine）被分解後，宛如燃燒氣體般的物質〕。尿酸會隨著尿液排出體外。

鈷的主要功能

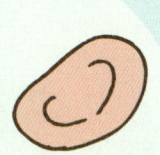

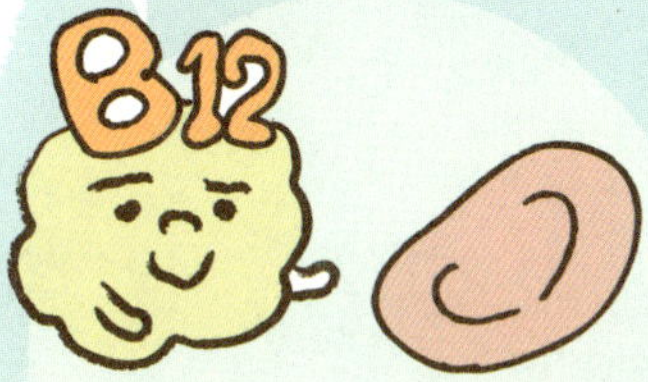

鈷是維生素B_{12}的構成成分。鈷在體內幾乎都是以維生素B_{12}的型態運作。最具代表性的就是紅血球的生成。

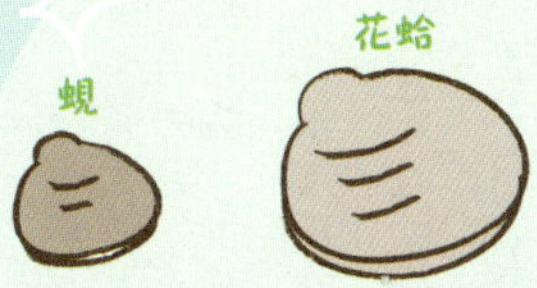

鈷就算單獨攝取也不會起任何作用。搭配蜆、花蛤或豬肝等含有維生素B12的食品一起攝取吧！

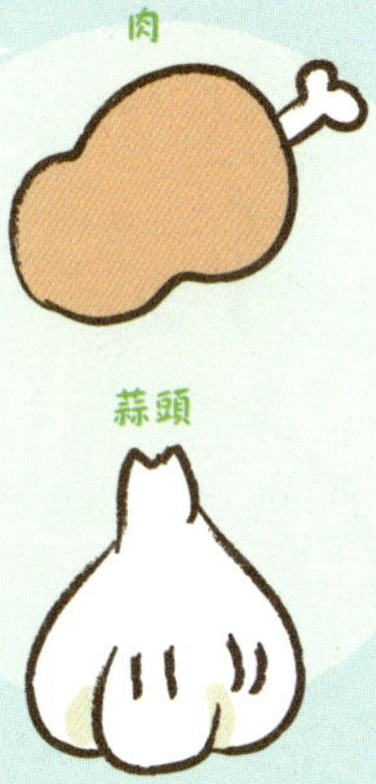

肉、海鮮、雞蛋、牛乳、大豆等，都含有硫。另外，蒜頭、韭菜、蔥類的香味成分則含有硫化合物。

COLUMN 4

過量或不足都不行！「微量元素」的攝取要多加注意

可能導致缺乏或過量的「微量元素」

在構成人體的礦物質當中，只有極少量存在的礦物質稱為「微量元素」。例如，鋅、鐵、銅、碘、錳等，都屬於微量元素。

儘管鮮為人知，但事實上，在許多臨床病例上已經出現很多缺乏微量元素的病症報告。其中尤以鋅最容易缺乏，就可能因而引起免疫不全或味覺障礙。

可是，應該注意的部分可不光只有如此。如果為了避免缺乏而大量攝取，同樣也會對人體造成危害。就如其名，微量元素在體內本來就是極微量的存在，所以也很容易引起攝取過量問題。

市面上也有微量元素的營養輔助品，千萬要注意避免攝取過量。微量元素幾乎都能夠透過一般飲食攝取，所以服用營養輔助品的必要性本來就不高。微量元素不管不足或是過量，都會對人體造成危害，所以請多加注意。

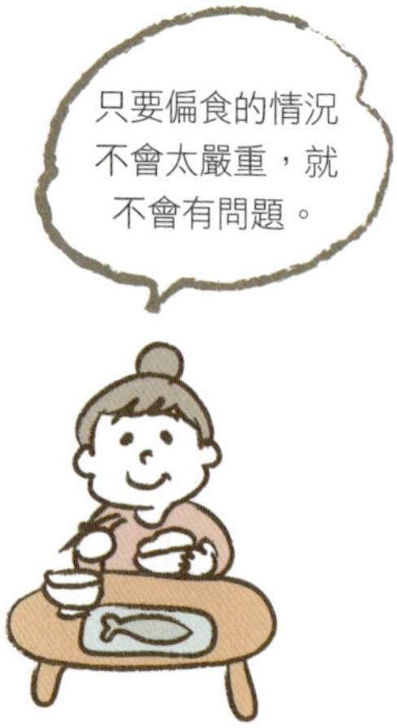
只要偏食的情況
不會太嚴重，就
不會有問題。

5
章

絕對值得了解的營養素基礎

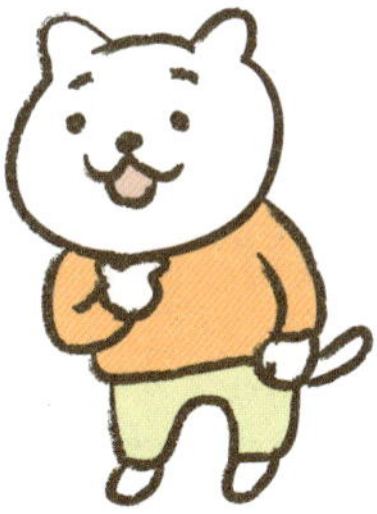

食品廠商的廣告經常用「一日攝取量的○○！」、「○○含量比本公司其他商品高五倍！」這樣的標語來推銷新商品。可是，「那些營養素到底有什麼樣的效果？」應該有很多人都不清楚吧？本章節將為大家解說值得深入了解的營養素。

營養素①

促進正常排便

膳食纖維具有重要作用，真的嗎？

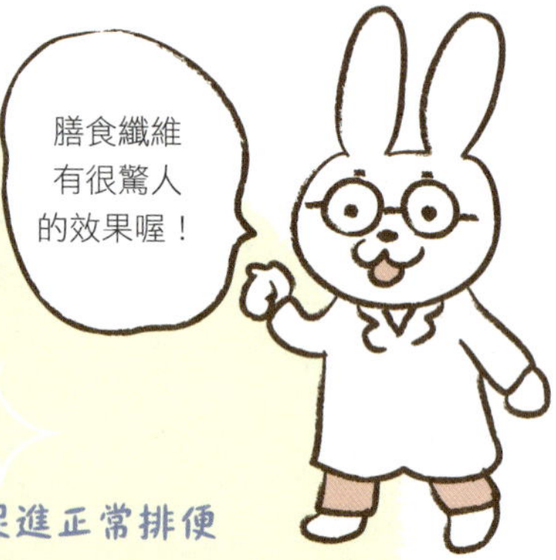
膳食纖維
有很驚人
的效果喔！

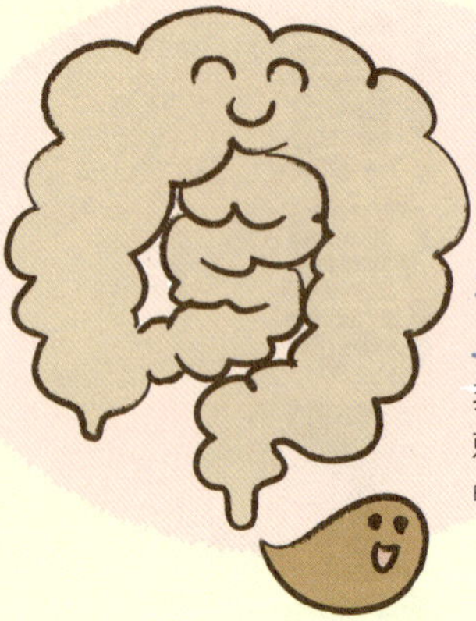

功能①　促進正常排便

非水溶性膳食纖維會吸收腸內的水分，然後膨脹，刺激腸壁，藉此活化腸道蠕動。排便就會變得順暢，就能預防便祕。

功能②　抑制血糖的快速上升

水溶性膳食纖維在水中溶解之後，會變成凝膠狀。特色就是包覆醣類，延緩小腸內的消化與吸收。因為能夠抑制血糖的急速上升，所以也能夠預防糖尿病。

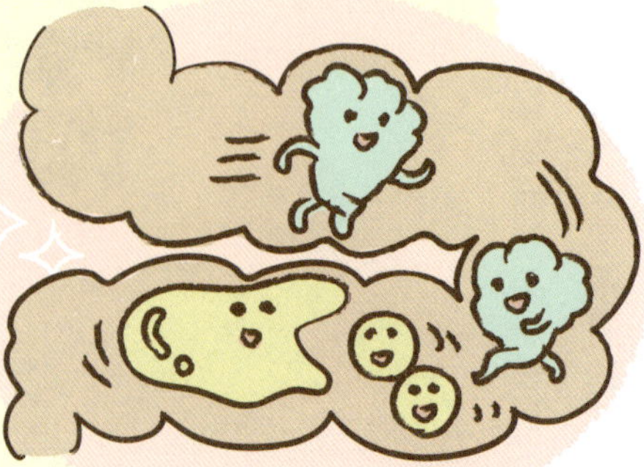

功能③　抑制膽固醇的吸收

水溶性膳食纖維具有吸附腸內的膽固醇，將膽固醇排出體外的功能。因為能夠降低膽固醇，所以也能有效預防、改善高血脂症等生活習慣病。

說明一下吧！

膳食纖維是體內具有重要功能的營養素

分成非水溶性和水溶性的膳食纖維，無法被人類的消化酵素消化。

穀類和豆類含有非水溶性膳食纖維，其特徵是增加糞便量，然後促進排便。

蔬菜和成熟的水果含有水溶性膳食纖維，可提高食物的黏性，減緩食物在腸內的移動速度，然後抑制血糖的急速上升。

膳食纖維是維持健康所不可欠缺的營養素，所以又被稱為「第六種營養素」。

富含膳食纖維的食品？

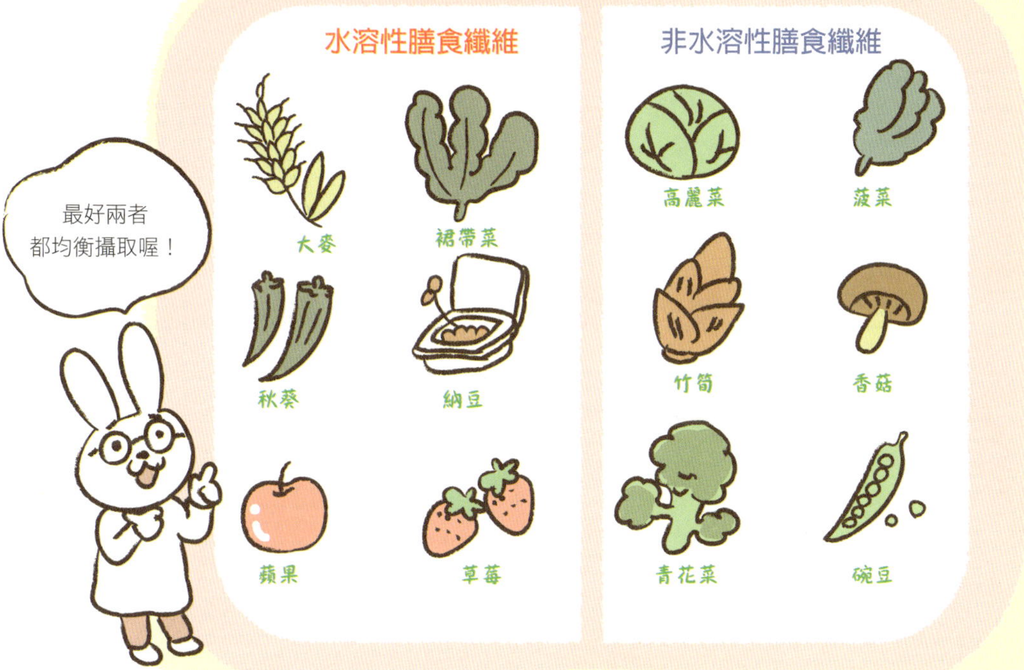
水溶性膳食纖維
大麥
裙帶菜
秋葵
納豆
蘋果
草莓
非水溶性膳食纖維
高麗菜
菠菜
竹筍
香菇
青花菜
碗豆
最好兩者
都均衡攝取喔！

memo

膳食纖維是經常性不足的營養素，所以透過每天的飲食有效攝取膳食纖維，是非常重要的事情。例如，光是把主食的白米換成糙米、把麵包換成裸麥麵包，就能夠大幅提升膳食纖維的攝取量。

營養素②

勤奮攝取很重要

多酚有什麼樣的功能？

說明一下吧！

多酚具有優異的抗氧化作用

多酚是存在於許多植物當中的香氣、苦味和色素成分，具有優異的抗氧化作用。活性氧是導致老化或生活習慣病的原因，而所謂的抗氧化作用就是去除活性氧。因此，只要攝取多酚含量豐富的食品，便可望預防疾病，同時達到抗老化的

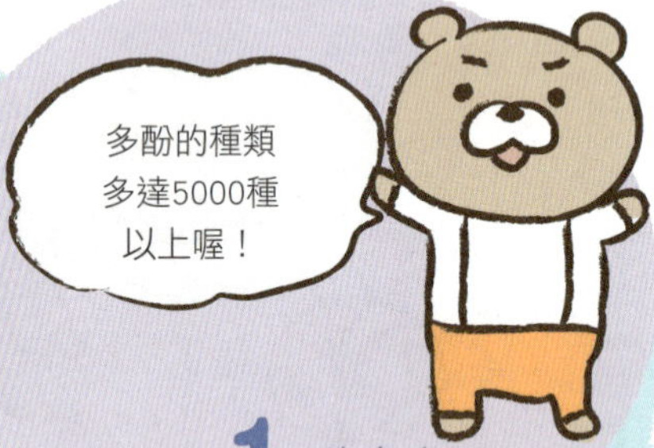
多酚的種類多達5000種以上喔！

1 花青素

花青素（anthocyanin）是葡萄和藍莓等所含的青紫色色素，有利於眼睛的健康。

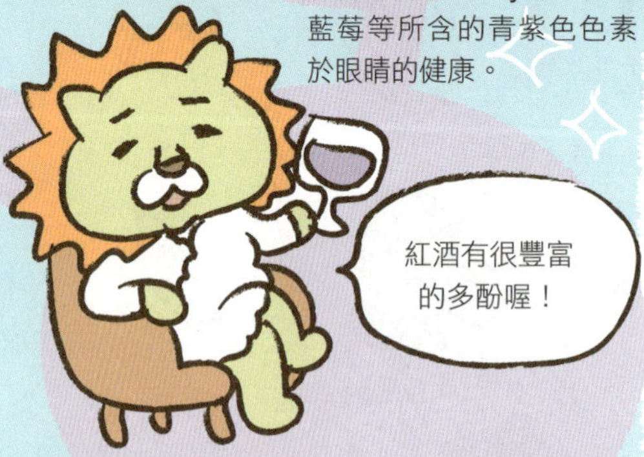
紅酒有很豐富的多酚喔！

2 兒茶素

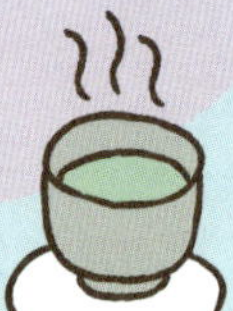

兒茶素（catechin）是綠茶富含的澀味成分。具有強大的抗氧化作用，同時具有降低膽固醇的效果。

效果。

多酚屬於水溶性，具有容易被體內吸收的特徵。多酚會在攝取三十分鐘之後開始發揮抗氧化作用，但沒辦法長時間滯留在體內。因為多酚會在二～三小時後被排出體外，所以每天勤勞攝取多酚是很重要的事情。

可是，多酚大多存在於蔬菜或水果的外皮，所以很難透過飲食攝取。如果要有效攝取，建議多多利用紅酒、茶類或巧克力等加工食品攝取。

3 綠原酸

綠原酸（chlorogenic acid）是咖啡豆富含的成分。具有抑制脂肪蓄積的作用，同時可望預防肥胖。

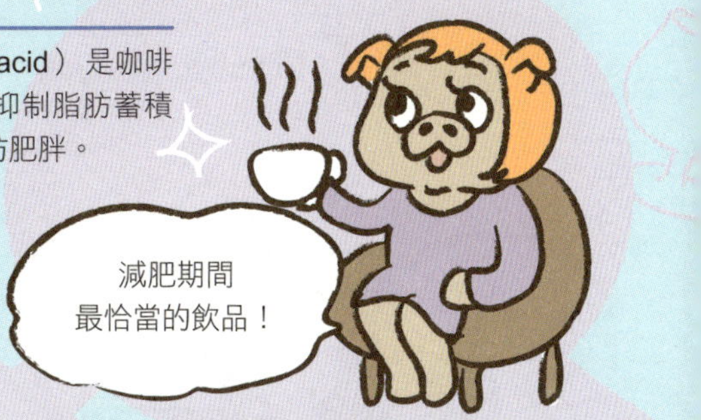
減肥期間
最恰當的飲品！

4 異黃酮

異黃酮（isoflavone）是大豆富含的成分。功能和女性荷爾蒙類似，可望減緩更年期障礙的問題。

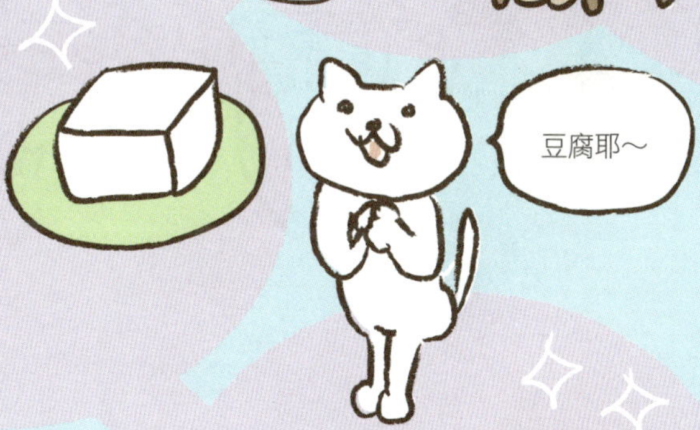
豆腐耶～

5 可可多酚

可可多酚（cocoa polyphenol）是可可豆所含的成分。具有降低血壓、預防動脈硬化的效果。

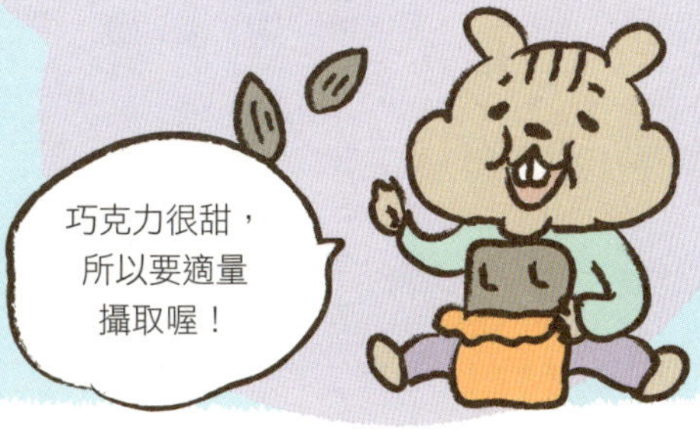
巧克力很甜，
所以要適量
攝取喔！

營養素③

加熱之後，效果就會改變

薑所含有的藥效成分是什麼？

1 提升免疫力

薑烯酚能增加血液中的白血球，提升免疫力。白血球能夠打敗侵入體內的病毒，所以不容易生病。

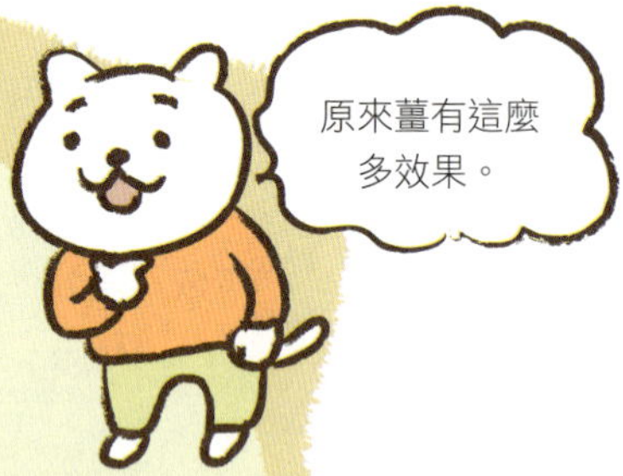

原來薑有這麼多效果。

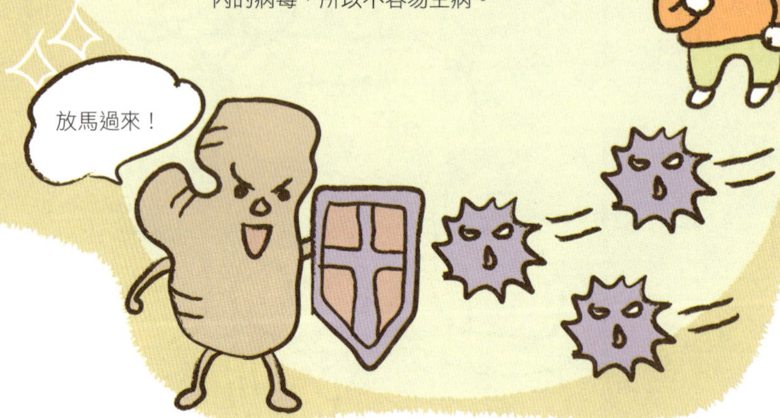

放馬過來！

說明一下吧！

薑的藥效成分會因加熱與否而改變

薑是被當成配料或香辛料應用於各種料理的蔬菜。薑特有的辣味主要來自於名為薑辣素（gingerol）的成分，相對於導致食物中毒的原因菌，薑辣素則具有殺菌作用。薑辣素經過加熱或乾燥之後，有一部分會轉化成薑烯酚（shogaol）。

薑烯酚的殺菌與抗氧化作用比薑辣素更加強大，同時具有提升免疫力、降低膽固醇的效果。甚至，因為能夠促進血液

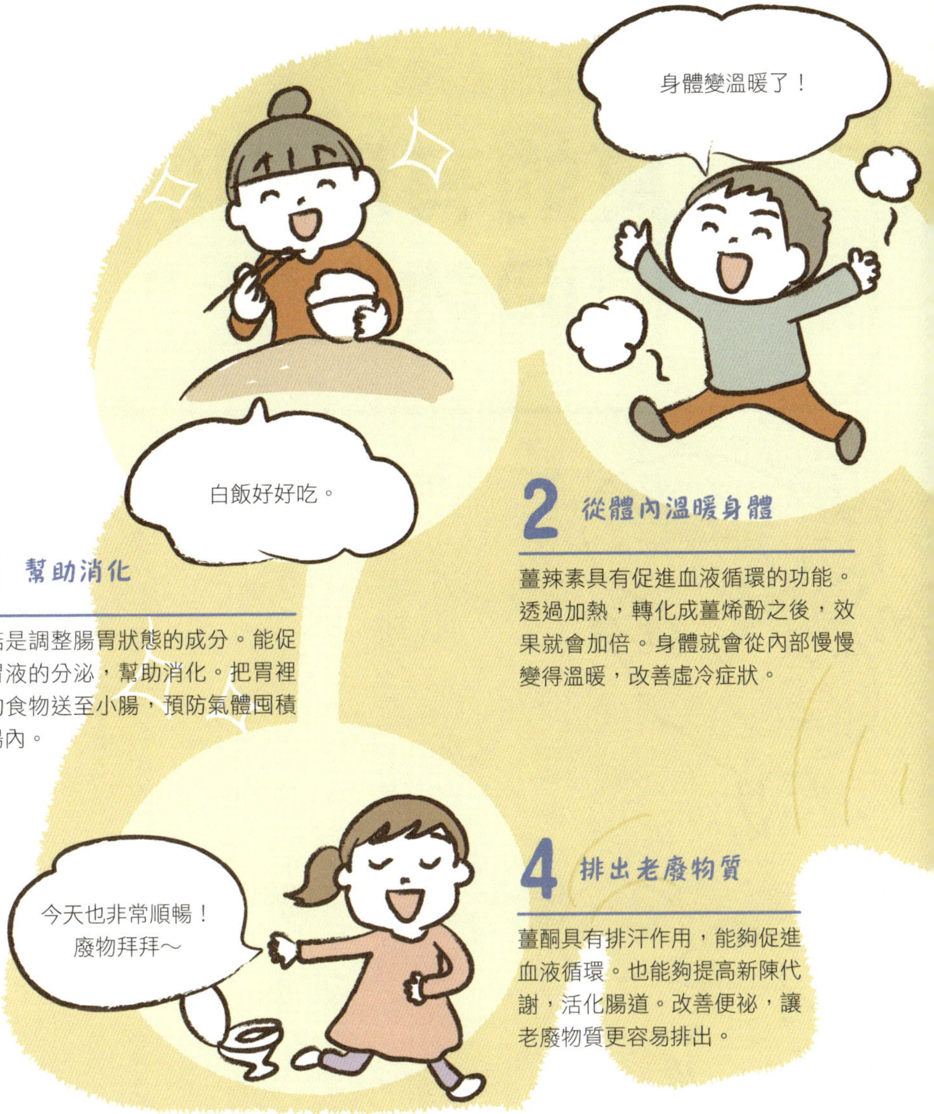
身體變溫暖了！
白飯好好吃。
今天也非常順暢！廢物拜拜～

2 從體內溫暖身體

薑辣素具有促進血液循環的功能。透過加熱，轉化成薑烯酚之後，效果就會加倍。身體就會從內部慢慢變得溫暖，改善虛冷症狀。

3 幫助消化

薑萜是調整腸胃狀態的成分。能促進胃液的分泌，幫助消化。把胃裡面的食物送至小腸，預防氣體囤積在腸內。

4 排出老廢物質

薑酮具有排汗作用，能夠促進血液循環。也能夠提高新陳代謝，活化腸道。改善便祕，讓老廢物質更容易排出。

循環，從體內溫暖身體，所以也具有改善虛冷的效果。

另外，薑的香味成分薑萜（zingiberene）除了有調整腸胃的作用之外，還具有除臭、解毒的效果。當細胞被破壞地愈嚴重，薑萜的藥效就會愈高，因此，特別建議把薑切成碎末或是磨成泥使用。可是，薑切開之後，就很容易損壞，這樣一來，殺菌力就會下降，所以使用的時候，就等到要吃的時候再進行處理吧！

營養素④

吃的時候應該注意協同性

真的有所謂的協同飲食嗎？

說明一下吧！

透過飲食搭配，改變營養素的吸收率

食材本身的營養素吸收率，可透過飲食搭配大幅改變。

例如，預防貧血的鐵，分成容易被身體吸收的血基質鐵和不容易被吸收的非血基質鐵兩種。和這兩種營養素最契合的是維生素C和動物性蛋白質。紅椒、青花菜、檸檬等食物富含較多的維生素C，肉、魚、蛋則是富含動物性蛋白質。如果要提高鐵的吸收率，搭配這些食材一起攝取是非常重要的事情。相反的，咖啡和紅茶所含的單寧（tannin）會妨礙鐵的吸收，所以最好避免同時攝取。

只要隨時留意飲食搭配的協同性，就可以確實攝取營養，不錯過任何營養素。

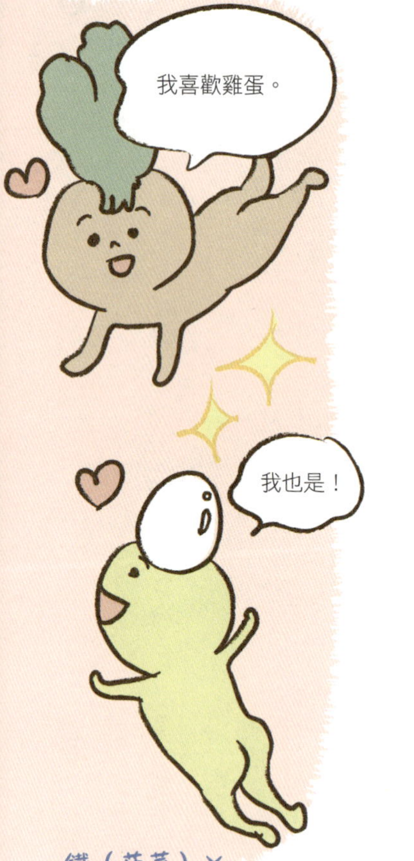

鐵（菠菜）×
動物性蛋白質（雞蛋）

菠菜或小松菜所含的非血基質鐵。只要搭配含有動物性蛋白質的雞蛋、肉、魚一起攝取，吸收率就會變得更好。

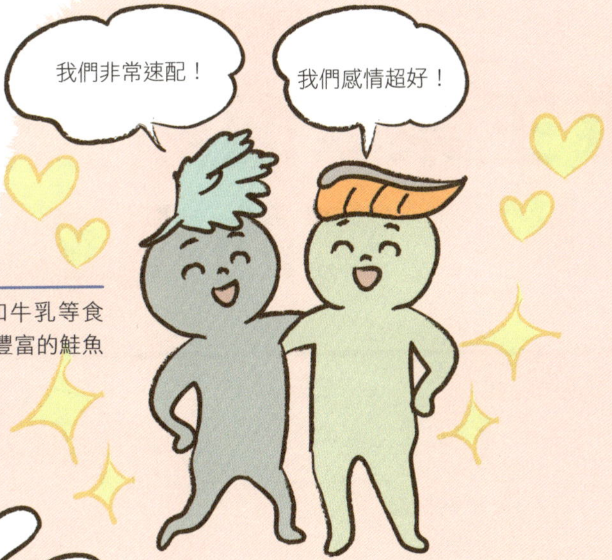
我們非常速配！
我們感情超好！

鈣（水菜）×
維生素D（鮭魚）

鈣含量豐富的水菜和牛乳等食物，和維生素D含量豐富的鮭魚或香菇等非常契合。

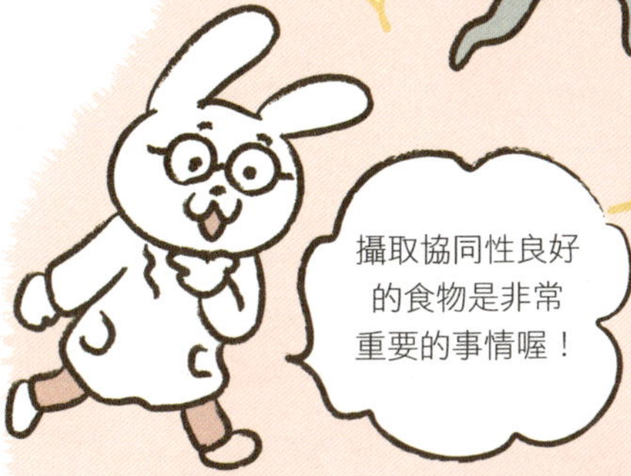
攝取協同性良好的食物是非常重要的事情喔！

維生素B_1（豬肉）×
大蒜素（洋蔥）

洋蔥或蒜頭裡面名為大蒜素的成分，有助於吸收豬肉或鰻魚等所含的維生素B_1。

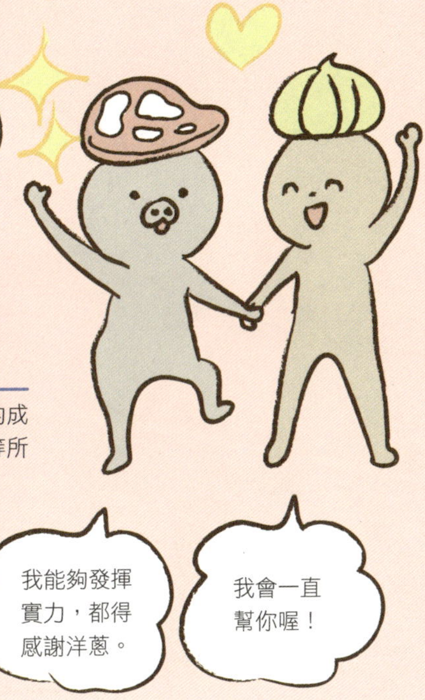
我能夠發揮實力，都得感謝洋蔥。
我會一直幫你喔！

營養素⑤

烹調方式導致營養流失

維生素C怕熱、怕水，真的嗎？

1 縮短烹煮時間

用鍋子將大量的水煮沸，從根部放入菠菜。整體約烹煮1分鐘後，把菠菜撈出，馬上放進冷水裡浸泡。

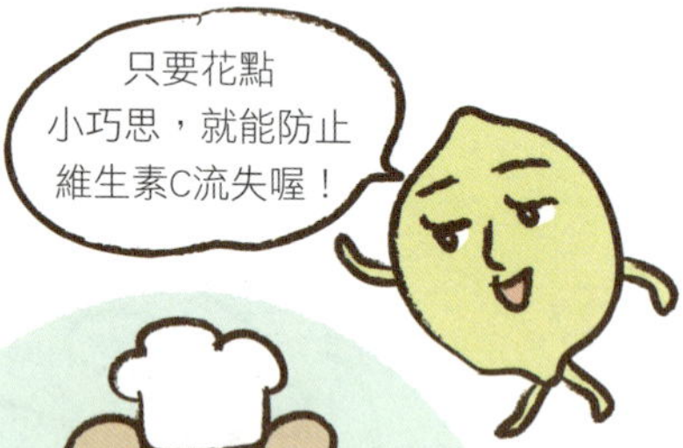
只要花點
小巧思，就能防止
維生素C流失喔！

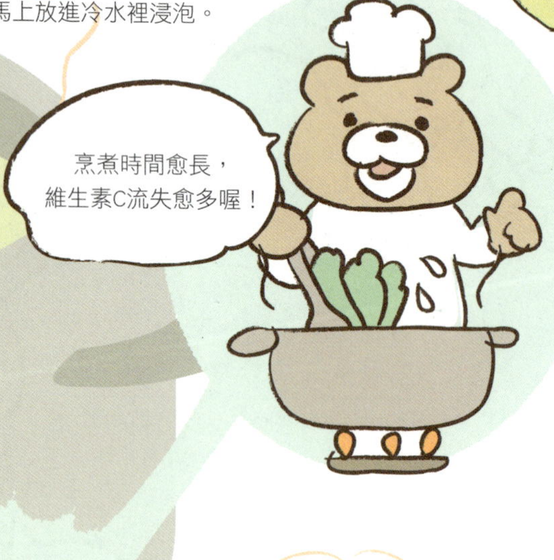
烹煮時間愈長，
維生素C流失愈多喔！

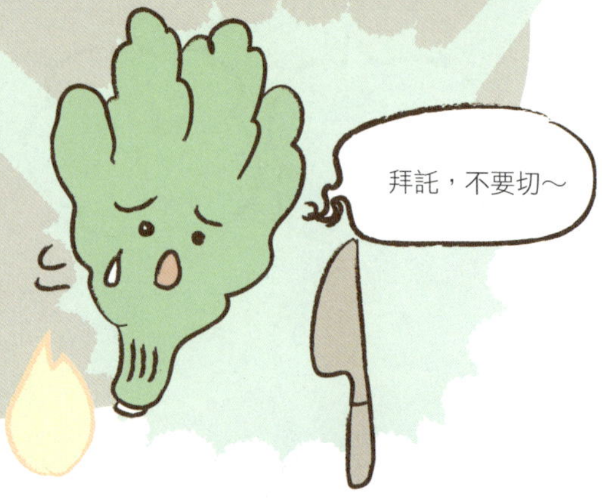
拜託，不要切～

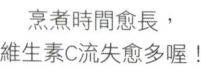

2 不要切得太細碎

維生素C會從切口流失。不要把菠菜的根部切掉，或是避免切得太細碎，整株烹煮吧！

說明一下吧！

熱和水會導致維生素C流失

維生素C具有容易溶於水且不耐熱的性質。例如，維生素C含量豐富的菠菜，為了去除澀味，通常都是先用水烹煮，然後再放進水裡冷卻。可是，光是烹煮，就會導致維生素C流失近達四〇%。

若要防止維生素C的流失，訣竅就是在短時間內烹煮。分別把根部、菜葉部份放進熱水裡烹煮三十秒，然後再快速放進水裡浸泡吧！也可以用微波爐進行加熱。

3 不要泡水太久

維生素C容易溶於水，所以要注意避免泡水太久。快速放進水裡浸泡，熱度消退後，馬上撈出，把水分瀝乾。

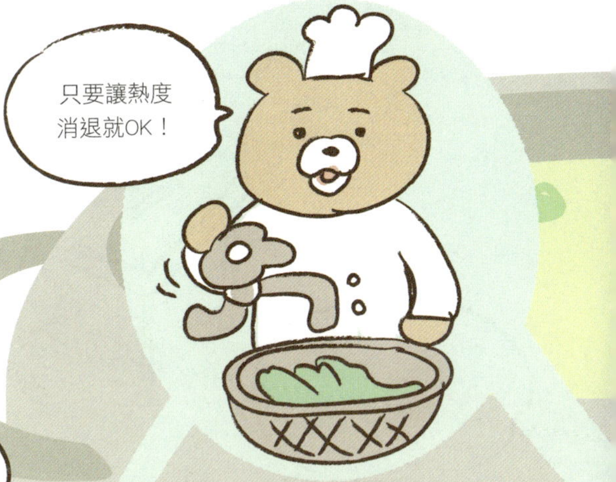
只要讓熱度消退就OK！

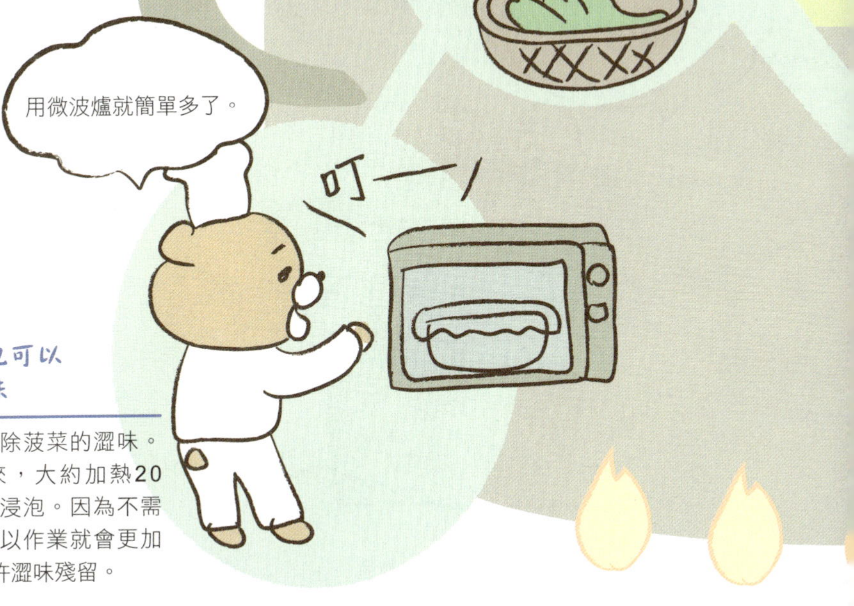
用微波爐就簡單多了。
叮——！

4 微波爐也可以去除澀味

微波爐也能夠去除菠菜的澀味。用保鮮膜包起來，大約加熱20秒，然後用冷水浸泡。因為不需要準備熱水，所以作業就會更加輕鬆。※會有些許澀味殘留。

營養素⑥

攝取過量絕對NG

為什麼攝取咖啡因，人會清醒？

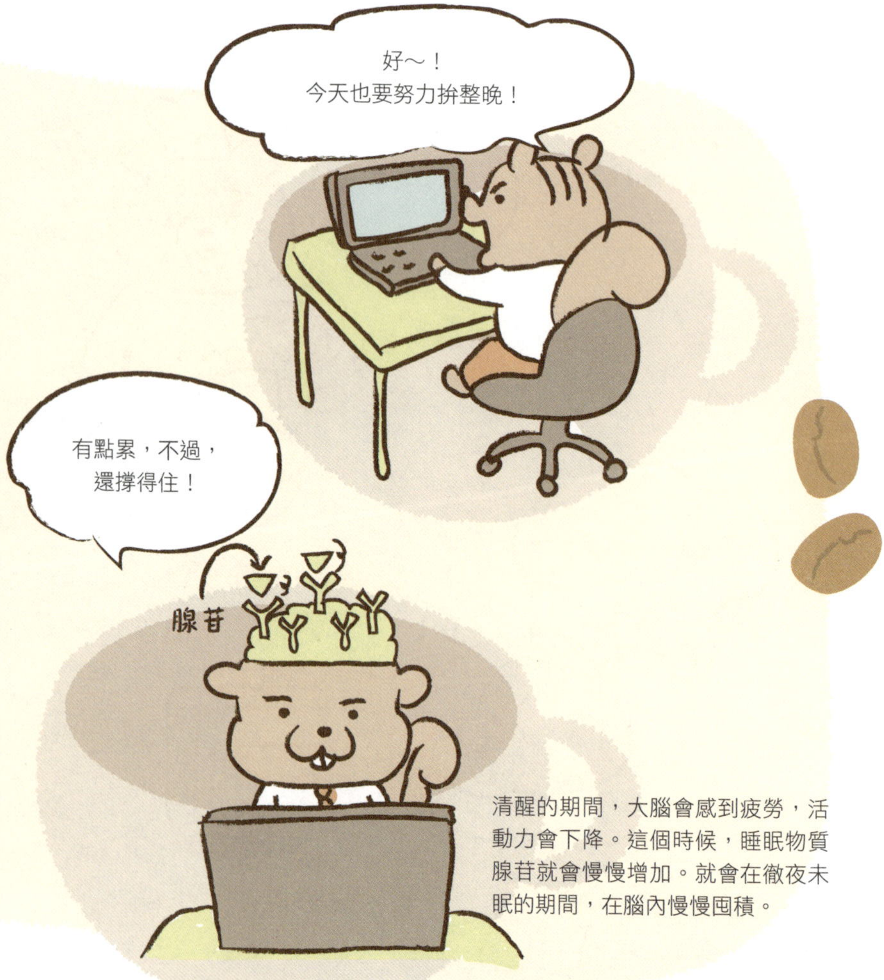
好～！
今天也要努力拚整晚！
有點累，不過，
還撐得住！
腺苷

清醒的期間，大腦會感到疲勞，活動力會下降。這個時候，睡眠物質腺苷就會慢慢增加。就會在徹夜未眠的期間，在腦內慢慢囤積。

說明一下吧！

咖啡因具有抑制睡意的作用

咖啡因是咖啡或茶類所含的苦味成分，具有覺醒作用。

之所以感受到睡意，主要是名為腺苷（adenosine）的睡眠物質的作用。咖啡因具有阻斷其作用的功能，所以能夠有效趕走睡意。另外，咖啡因也具有提升交感神經、增強脂肪燃燒與利尿的作用。

可是，攝取過量是NG的。因為可能對身體造成不良影響，所以建議一天最多不要超過三杯。

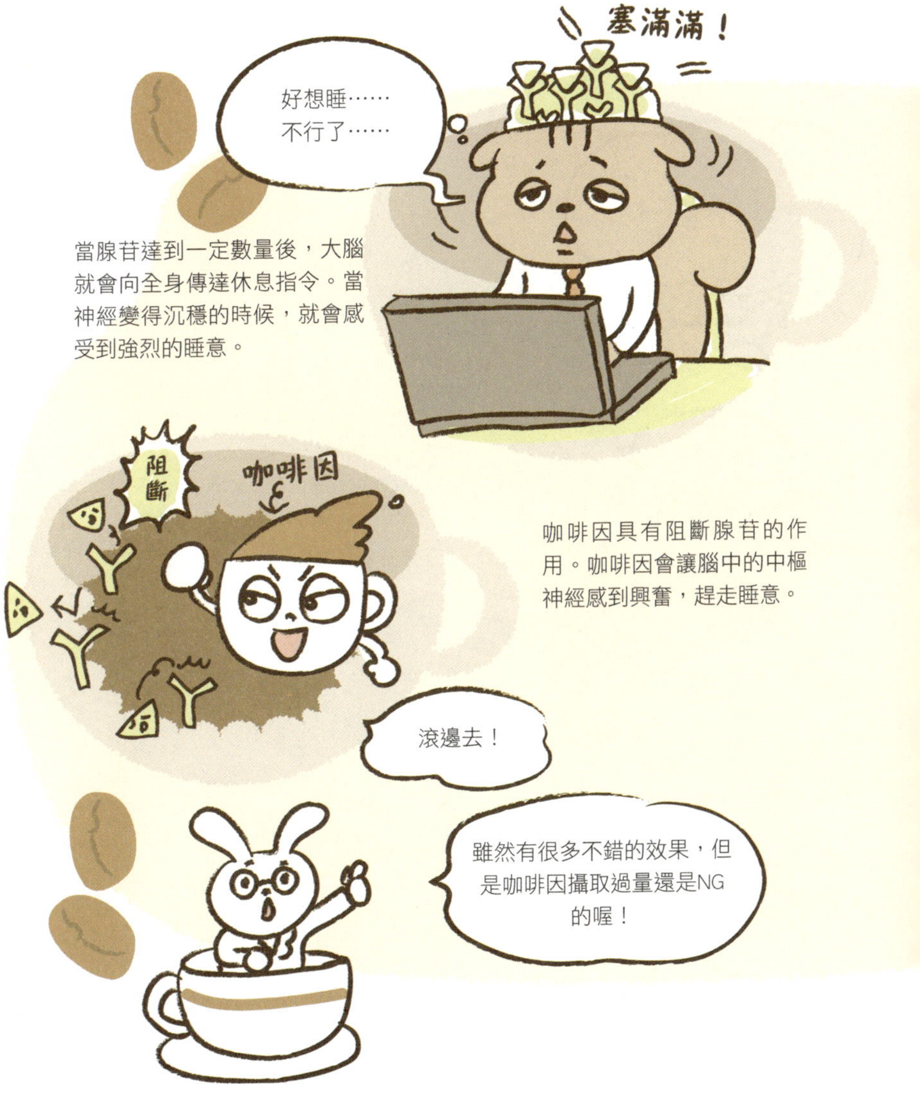
塞滿滿！
好想睡……
不行了……
當腺苷達到一定數量後，大腦就會向全身傳達休息指令。當神經變得沉穩的時候，就會感受到強烈的睡意。
阻斷
咖啡因
咖啡因具有阻斷腺苷的作用。咖啡因會讓腦中的中樞神經感到興奮，趕走睡意。
滾邊去！
雖然有很多不錯的效果，但是咖啡因攝取過量還是NG的喔！

營養素⑦

死後仍有效果

乳酸菌有什麼樣的功能？

說明一下吧！

乳酸菌不論生死都能發揮效果

乳酸菌是把糖製作成乳酸的細菌總稱。乳酸菌是對我們身體有益的益菌，可以維持腸內環境的酸性，抑制壞菌的增生，使腸內環境維持正常。

雖然經常看到「活著抵達腸道」這樣的標語，但不代表如果沒有活著抵達腸道，一切就毫無意義。大部分的乳酸菌會在抵達腸道之前死掉。可是，即便是死掉的乳酸菌，仍然具有成為餌食，以增加其他益菌，改善腸內環境的功能。

除此之外，乳酸菌也具有提升免疫機能、降低膽固醇的功能。為了維持身體健康，持續性地攝取乳酸菌豐富的食品吧！

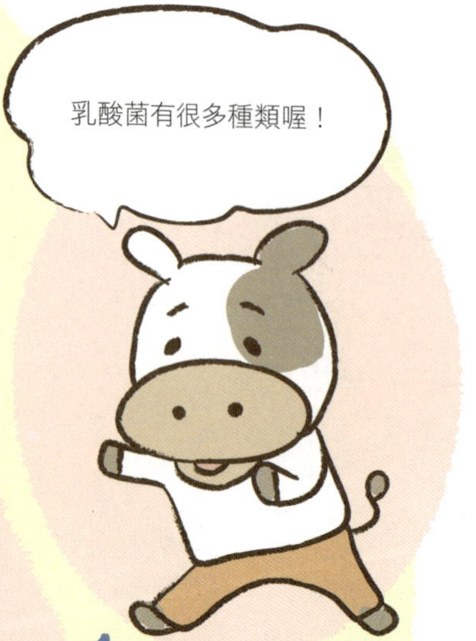
乳酸菌有很多種類喔！

1 保加利亞乳桿菌

保加利亞乳桿菌（lactobacillus bulgaricus）是優格所不可欠缺的乳酸菌。死亡後會成為其他益菌的餌食，幫助繁殖

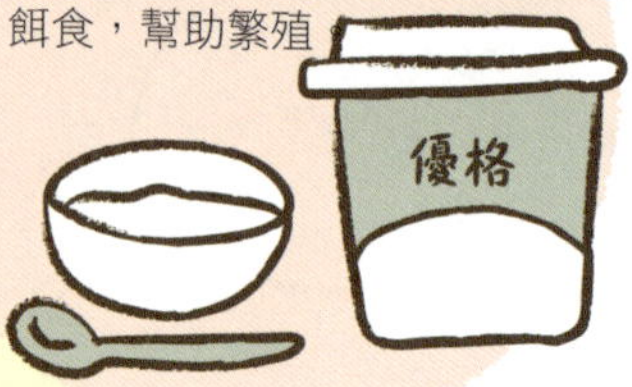
優格

2 嗜酸乳桿菌

嗜酸乳桿菌（lactobacillus acidophilus）是本來就存在於體內的乳酸菌。耐熱、耐酸，能夠活著抵達腸道，可預防胃炎和口臭。

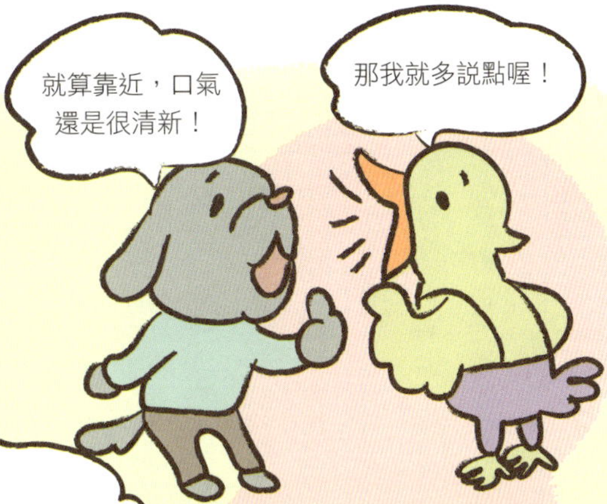
就算靠近，口氣還是很清新！
那我就多說點喔！

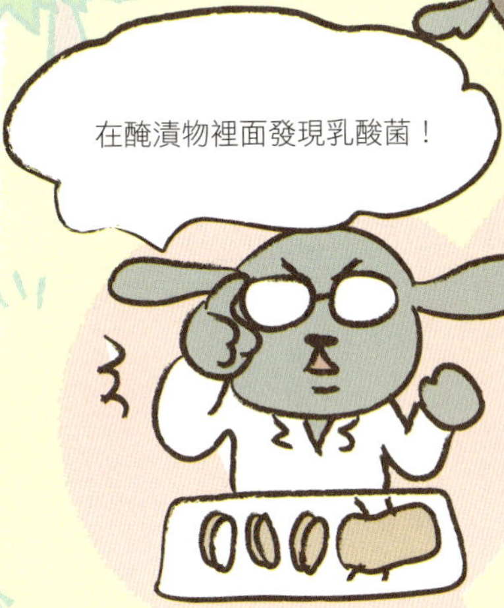
在醃漬物裡面發現乳酸菌！

3 短乳桿菌

短乳桿菌（lactobacillus brevis）是從京都醃漬物「酸莖」發現的乳酸菌。生命力極強，可直接作用於腸道，抑制壞菌的繁殖。

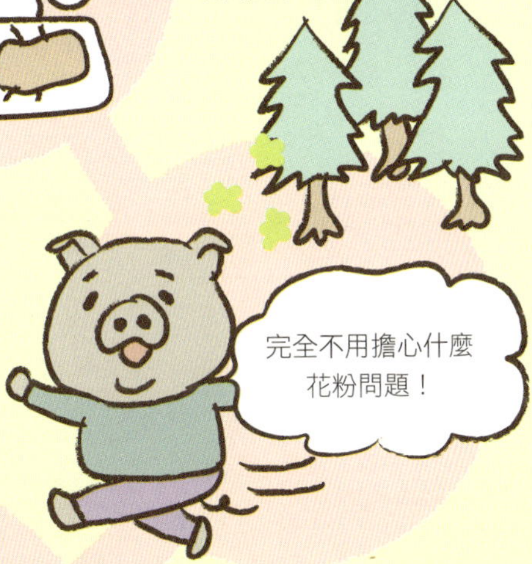
完全不用擔心什麼花粉問題！

4 乾酪乳桿菌

乾酪乳桿菌（lactobacillus casei）不僅能夠調整腸內環境，還能輔助身體的免疫機能。可望預防感冒、舒緩過敏症狀。

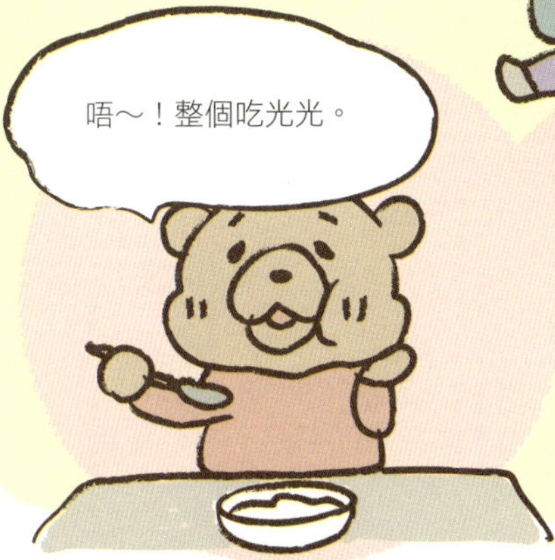
唔～！整個吃光光。

5 LG21乳酸菌

LG21是能夠在胃裡存活的乳酸菌。持續攝取LG21乳酸菌，可以有效減少棲息在胃部深處的幽門螺旋桿菌（helicobacter pylori）。

COLUMN 5

吃辣之所以冒汗是因為腎上腺素!?

能夠有效治療、預防疾病的「辛辣食物」

任何人都一樣，只要吃了辛辣的食物，就很容易流汗。有些人甚至汗流浹背，讓周遭驚呼連連……。

為什麼吃辛辣的食物容易流汗呢？

那是因為辣椒等食物所含的辣味成分辣椒素（capsaicin）會作用於大腦的感覺神經，進而促使腎上腺分泌腎上腺素。甚至，也會活化能讓離子通道變得活躍的香草素受器（vanilloid receptor）。

因為有促進排汗的作用和強心作用，所以儘管實際的體溫並沒有上升，依然能夠引起強烈的發熱感。

這種效果也被積極應用在虛冷體質的治療上，除此之外，據說其促進代謝的作用也能夠有效預防肥胖或生活習慣病。

另外，胡椒的辣味成分胡椒鹼（piperine）或胡椒脂鹼（chavicine）、山椒的辣味成分山椒素（sanshool）也是辣椒素的夥伴。

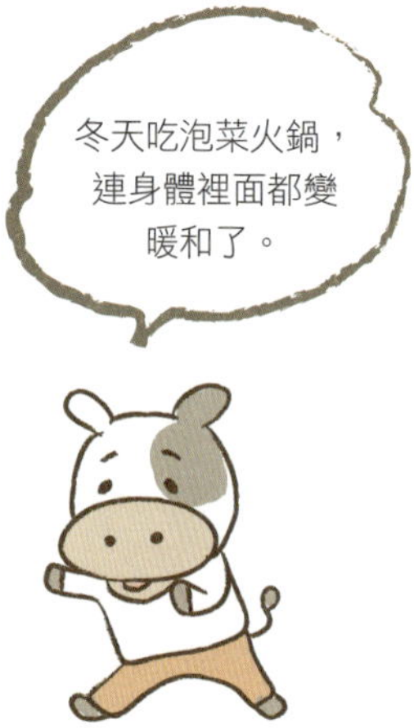
冬天吃泡菜火鍋，
連身體裡面都變
暖和了。

6章

戰勝疾病的營養素基礎

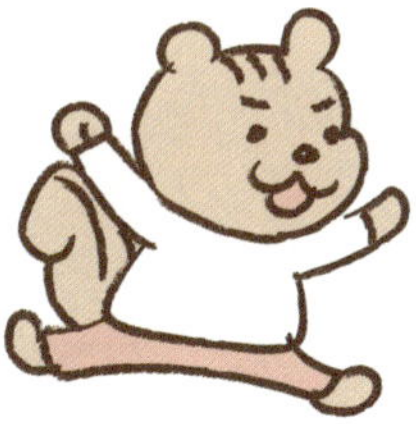

如果要預防疾病、改善體質，隨時注意透過營養豐富的飲食來滋養強壯身體，便是最有效的方法。不管是新陳代謝症候群，還是花粉症等過敏問題，把適用於各種症狀的營養素牢記於心吧！

營養素①

增強免疫力最重要

感冒的時候該吃些什麼？

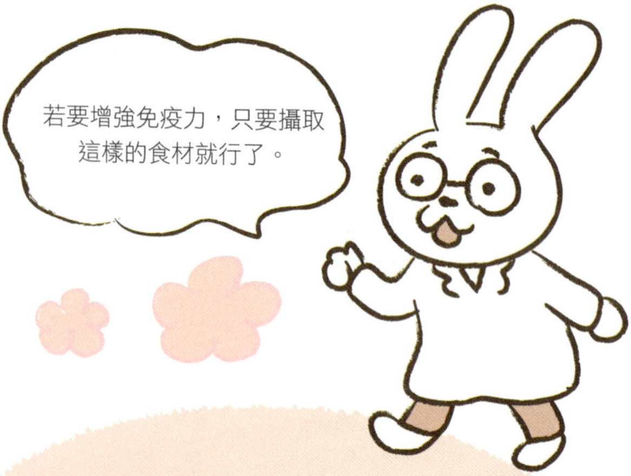
若要增強免疫力，只要攝取這樣的食材就行了。

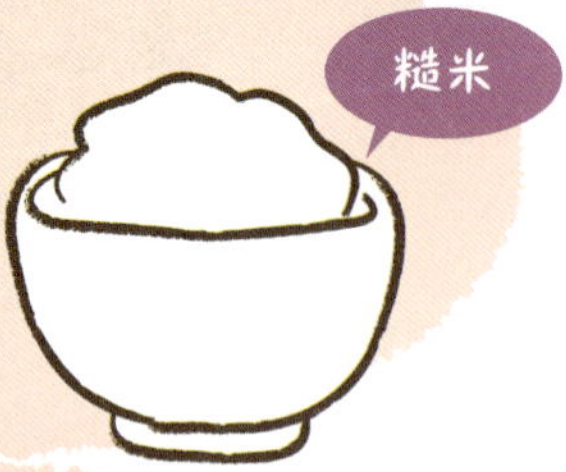
糙米

糙米富含維生素B_1，同時，醣類可以轉化成熱量，就能減輕身體的疲憊感。

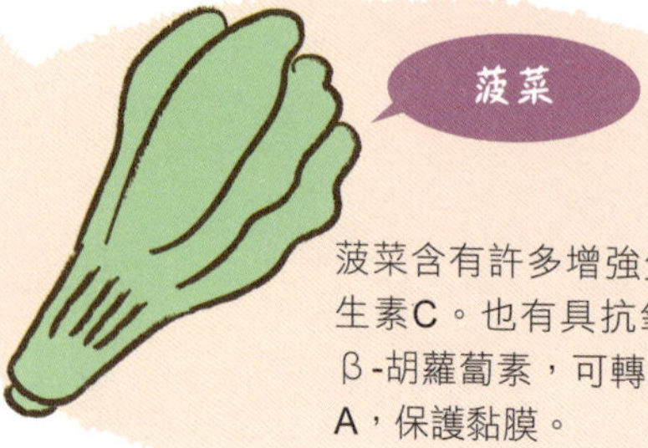
菠菜

菠菜含有許多增強免疫力的維生素C。也有具抗氧化作用的β-胡蘿蔔素，可轉化成維生素A，保護黏膜。

說明一下吧！

營養均衡的飲食非常重要

因為疲勞或壓力等問題而導致免疫力下降之後，就容易引起感冒。

感冒之所以出現體溫上升的問題，便是身體用來對抗病毒的一種防禦機制。發燒會消耗大量體力，因此，最重要的事情就是攝取作為熱量來源的醣類和維生素B_1。另外，蛋白質具有增強免疫力的功能。維生素A則有保護黏膜的功能。感冒的時候，注意均衡飲食，努力增強免疫力吧！

馬鈴薯

馬鈴薯除了作為熱量來源的醣類之外，也富含提高免疫細胞機能的維生素C。

胡蘿蔔

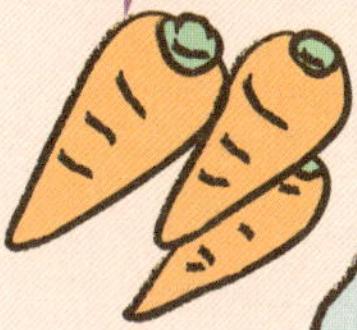

胡蘿蔔含有豐富的維生素A。具有使身體黏膜維持正常的力量，還能提高對病毒的抵抗力。

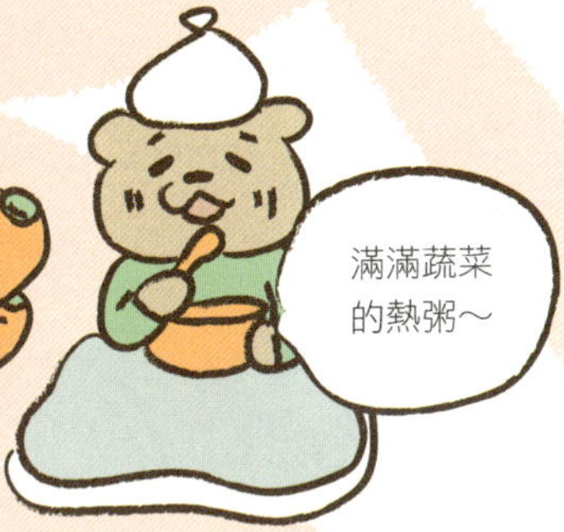

雞柳

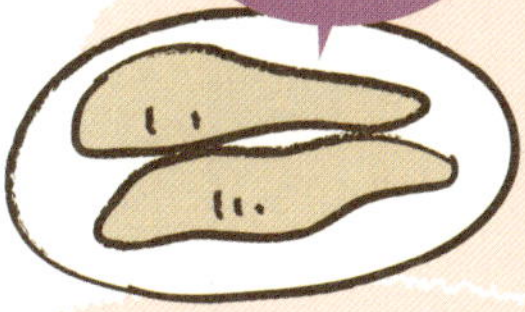

雞柳含有豐富的維生素B_6，有助於蛋白質的吸收。脂肪含量較少，不會造成腸胃負擔。

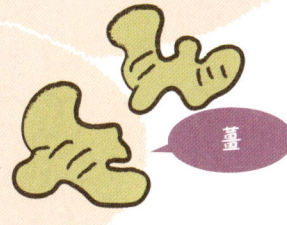

薑

薑所含的薑烯酚能促進血液循環，從體內溫暖身體。另外，能促進胃液的分泌，缺乏食慾的時候特別有效。

營養素②

加強對腸道的呵護

便祕或腹瀉的時候，吃什麼最理想？

說明一下吧！

膳食纖維和鎂改善腸內環境

膳食纖維不足、腸道功能衰退，就會造成便秘。若要解決便秘問題，就必須增加糞便的份量，攝取刺激腸道的膳食纖維。

膳食纖維有水溶性膳食纖維和非水溶性膳食纖維兩種。穀類、海藻類含有水溶性膳食纖維，豆類和

腹瀉時建議攝取的食材

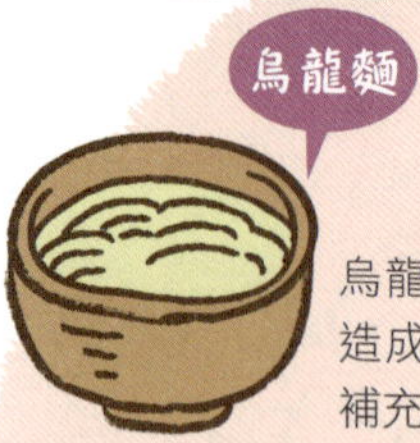

烏龍麵比較好消化，不會造成腸胃負擔，同時又能補充熱量。

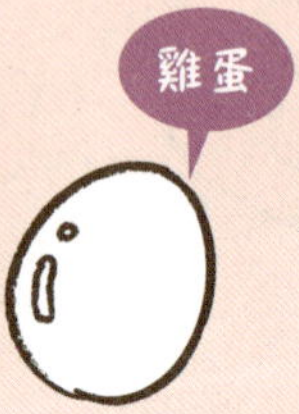

雞蛋含有對健康至關重要的必需胺基酸。是非常優質的蛋白質。

※生吃或沒有煮熟的都不行

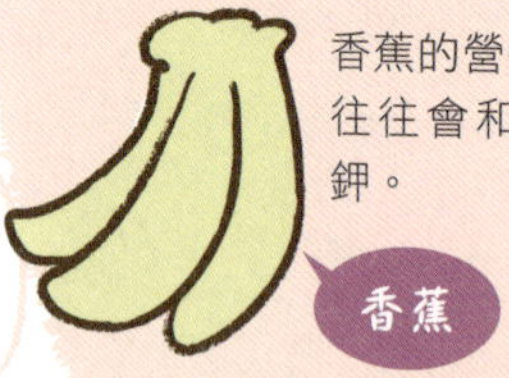

香蕉的營養價值很高，含有往往會和水份一起流失的鉀。

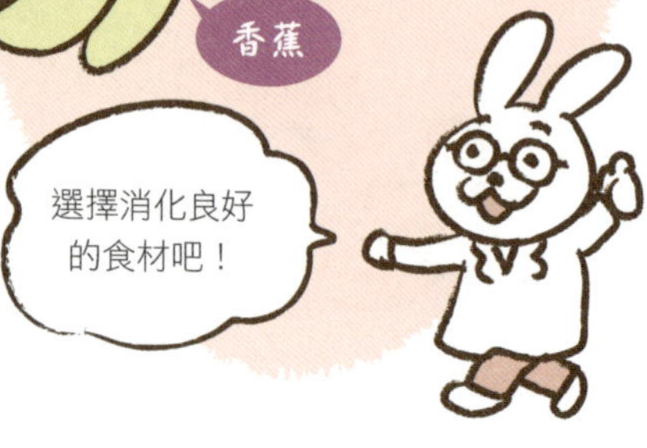

菇類則是非水溶性膳食纖維較多。以一天二十公克為標準，兩者均衡攝取是最重要的。另外，增加腸內水份含量的鎂，以及調整腸內環境的乳酸菌也應該積極攝取。

另一方面，若因疾病或壓力而導致腸道功能出現異常時，往往會引起腹瀉問題。腹瀉情況一旦持續，就會造成水分與營養素的流失，同時消耗體力。首先，應補充水分，然後再視恢復的情況，吃點白粥或烏龍麵等比較容易消化的食物。也要注意攝取修復損傷黏膜的蛋白質，或是因腹瀉而流失的鉀。

便秘時建議攝取的食材

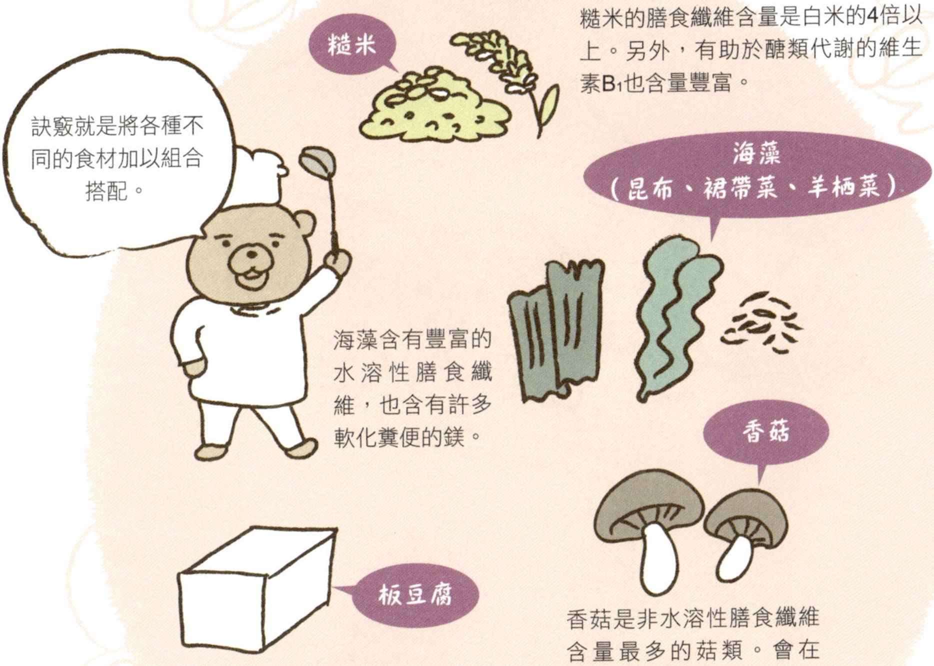
糙米
訣竅就是將各種不同的食材加以組合搭配。
海藻（昆布、裙帶菜、羊栖菜）
香菇
板豆腐

糙米的膳食纖維含量是白米的4倍以上。另外，有助於醣類代謝的維生素B_1也含量豐富。

海藻含有豐富的水溶性膳食纖維，也含有許多軟化糞便的鎂。

香菇是非水溶性膳食纖維含量最多的菇類。會在吸收水分後膨脹，刺激腸道。

板豆腐含有鎂，鎂的含量是食物當中最高的。

營養素③

體內的活性氧是主因

嚴重疲勞的時候，應該怎麼做？

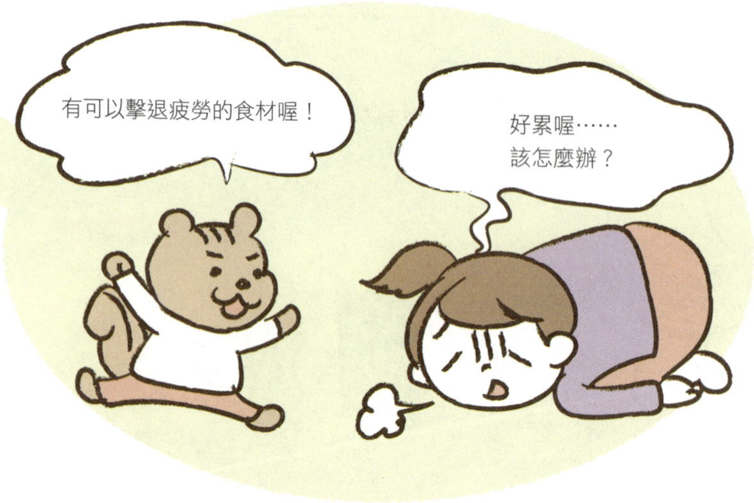
有可以擊退疲勞的食材喔！
好累喔……
該怎麼辦？

說明一下吧！

熱量來源和抗氧化物質減緩疲勞

當運動或壓力等外來因素對身心造成負擔，我們就會感到疲勞。其原因之一就在於活性氧。活性氧是由吸入體內的部分氧氣所轉化而成的物質，會攻擊細菌和病毒。可是，活性氧如果增加過多，就連正常的細胞都會攻擊，進而引起疲勞。

疲勞的狀態如果長期持續，身體的免疫力就會下降。如果要防止疲勞，最重要的關鍵就是充足的休息，以及飲食方面的營

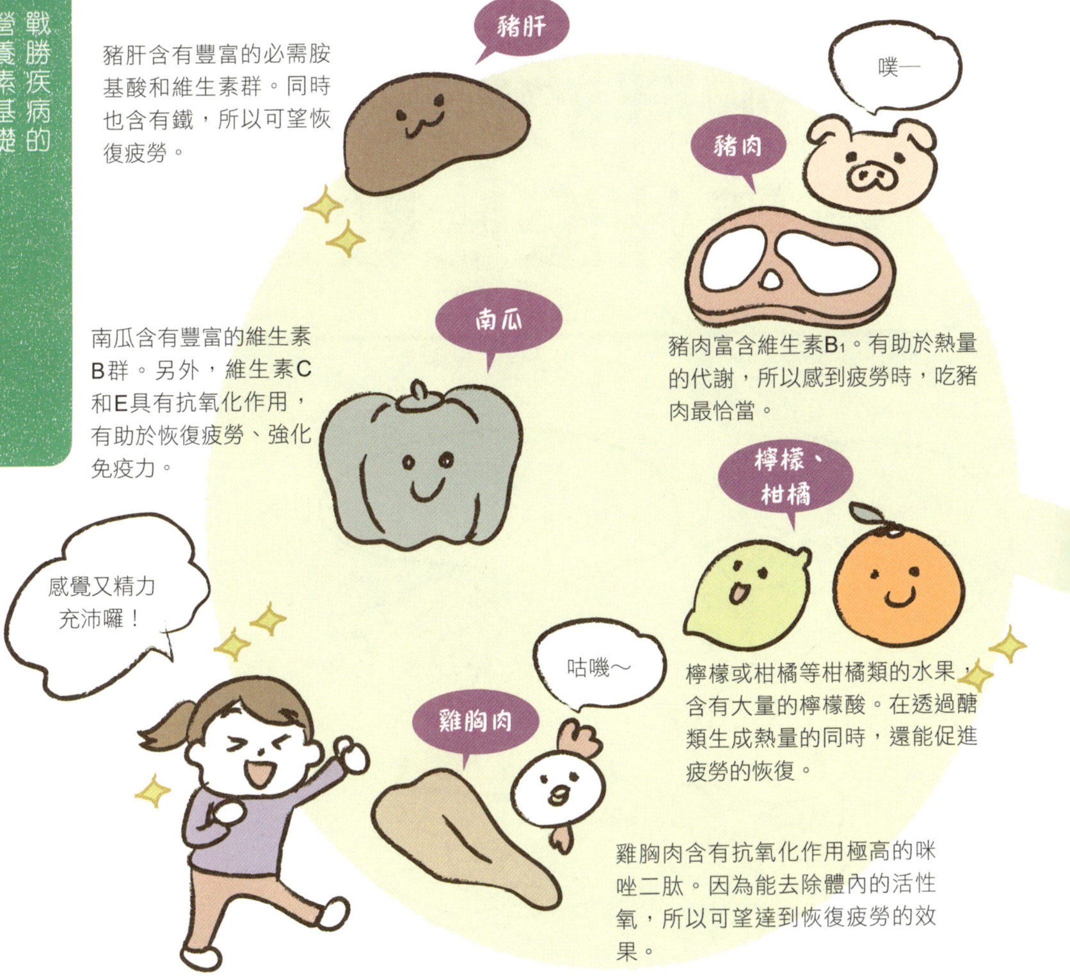
豬肝
豬肝含有豐富的必需胺基酸和維生素群。同時也含有鐵，所以可望恢復疲勞。
噗—
豬肉
豬肉富含維生素B1。有助於熱量的代謝，所以感到疲勞時，吃豬肉最恰當。
南瓜
南瓜含有豐富的維生素B群。另外，維生素C和E具有抗氧化作用，有助於恢復疲勞、強化免疫力。
檸檬、柑橘
檸檬或柑橘等柑橘類的水果，含有大量的檸檬酸。在透過醣類生成熱量的同時，還能促進疲勞的恢復。
感覺又精力充沛囉！
咕嘰～
雞胸肉
雞胸肉含有抗氧化作用極高的咪唑二肽。因為能去除體內的活性氧，所以可望達到恢復疲勞的效果。

養補給。飲食方面除了巨量營養素，也就是碳水化合物、脂質、蛋白質的攝取之外，也應該積極攝取維生素B群。尤其是維生素B_1和B_2、泛酸，這些都是代謝巨量營養素所不可欠缺的營養素。若是因為運動而感到疲勞的時候，建議多多攝取可促進肌肉修復，同時又能產生熱量的胺基酸和檸檬酸（citric acid）。

　抑制活性氧的維生素C和咪唑二肽（imidazole dipeptide）的抗氧化作用很高，可望實現疲勞恢復的效果。

營養素④

耐咀嚼的食物可以預防飲食過量

肥胖的時候，攝取什麼比較好？

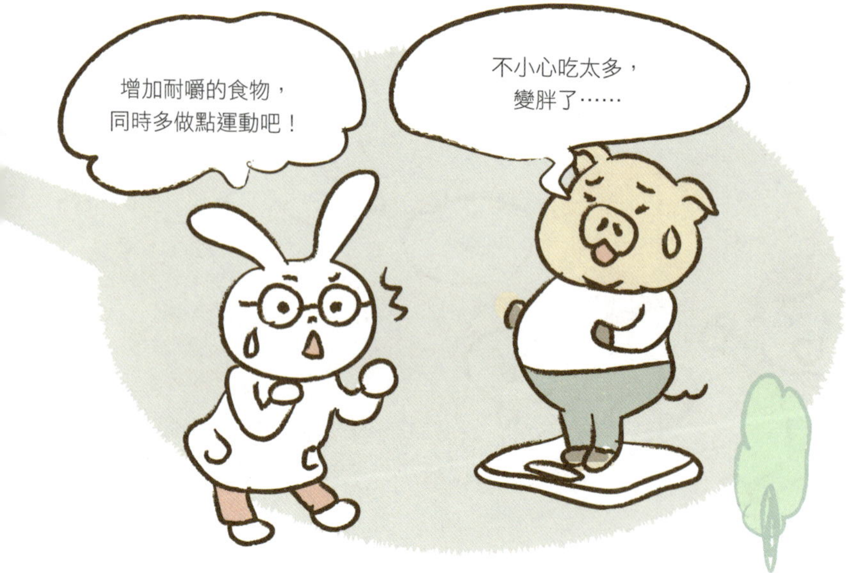
不小心吃太多，
變胖了……
增加耐嚼的食物，
同時多做點運動吧！

說明一下吧！

盡量採取低熱量、具飽足感的飲食

所謂的肥胖是指脂肪在體內過量囤積的狀態。脂肪囤積在內臟周圍的內臟脂肪型肥胖，容易罹患高血脂症、糖尿病或高血壓等疾病，必須多加注意。

預防肥胖的重要關鍵就是減少飲食方面的熱量攝取量，同時經常性地活動身體，增加熱量消耗量。首先，了解自己的熱量必需量，重新檢視自己的飲食生活吧！

可是，如果採取過度

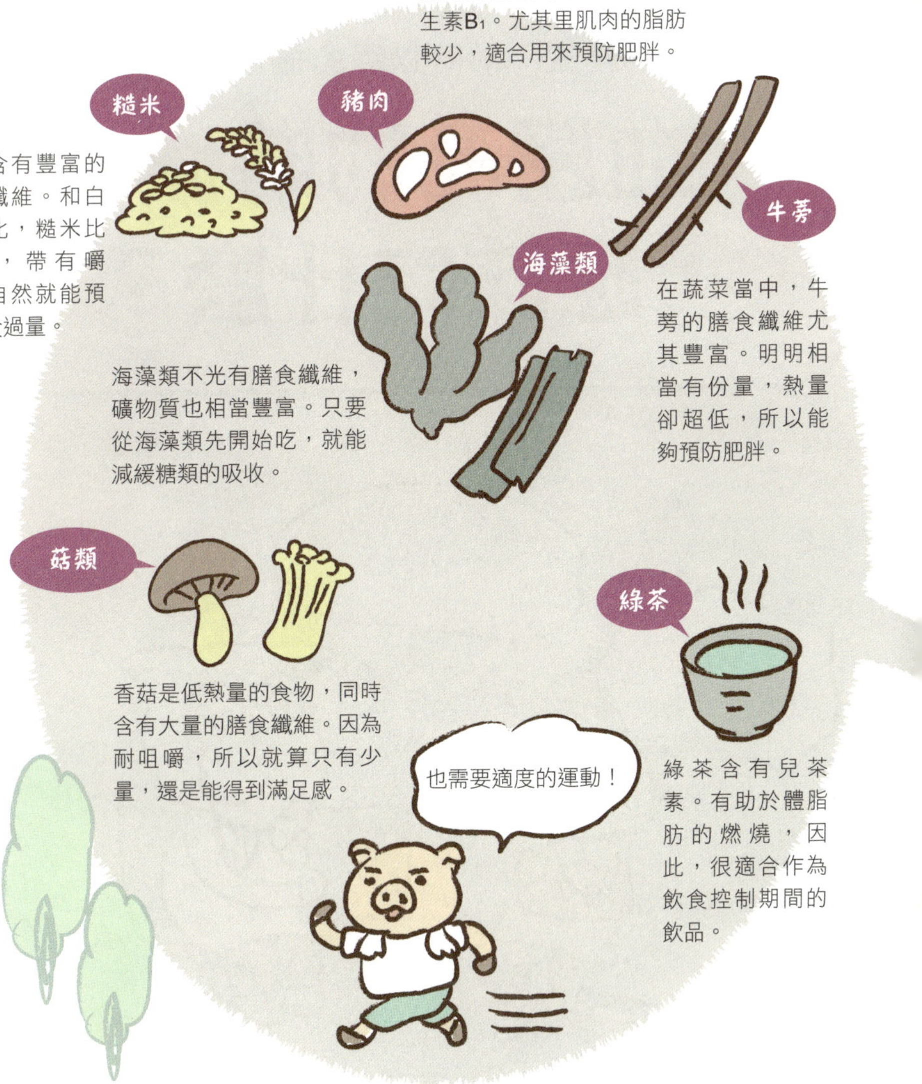
糙米
豬肉
牛蒡
海藻類
菇類
綠茶
也需要適度的運動！

豬肉含有豐富的蛋白質和維生素B_1。尤其里肌肉的脂肪較少，適合用來預防肥胖。

糙米含有豐富的膳食纖維。和白米相比，糙米比較硬，帶有嚼勁，自然就能預防飲食過量。

在蔬菜當中，牛蒡的膳食纖維尤其豐富。明明相當有份量，熱量卻超低，所以能夠預防肥胖。

海藻類不光有膳食纖維，礦物質也相當豐富。只要從海藻類先開始吃，就能減緩糖類的吸收。

香菇是低熱量的食物，同時含有大量的膳食纖維。因為耐咀嚼，所以就算只有少量，還是能得到滿足感。

綠茶含有兒茶素。有助於體脂肪的燃燒，因此，很適合作為飲食控制期間的飲品。

極端的飲食控制，不僅無法長久維持，更可能搞壞身體。如果要預防飲食過量，建議多吃一些比較有嚼勁、容易得到滿足感、富含膳食纖維的食品。另外，把醣類轉化成熱量的維生素B_1，以及製造肌肉的蛋白質也非常重要，不能欠缺。

肌肉一旦減少，代謝也會變差，反而更容易變胖。上班的時候，走一個站點的距離，或是積極使用樓梯，努力增加運動量吧！

營養素⑤

減鹽，同時以鉀的攝取為優先

血壓高的時候，應該吃什麼？

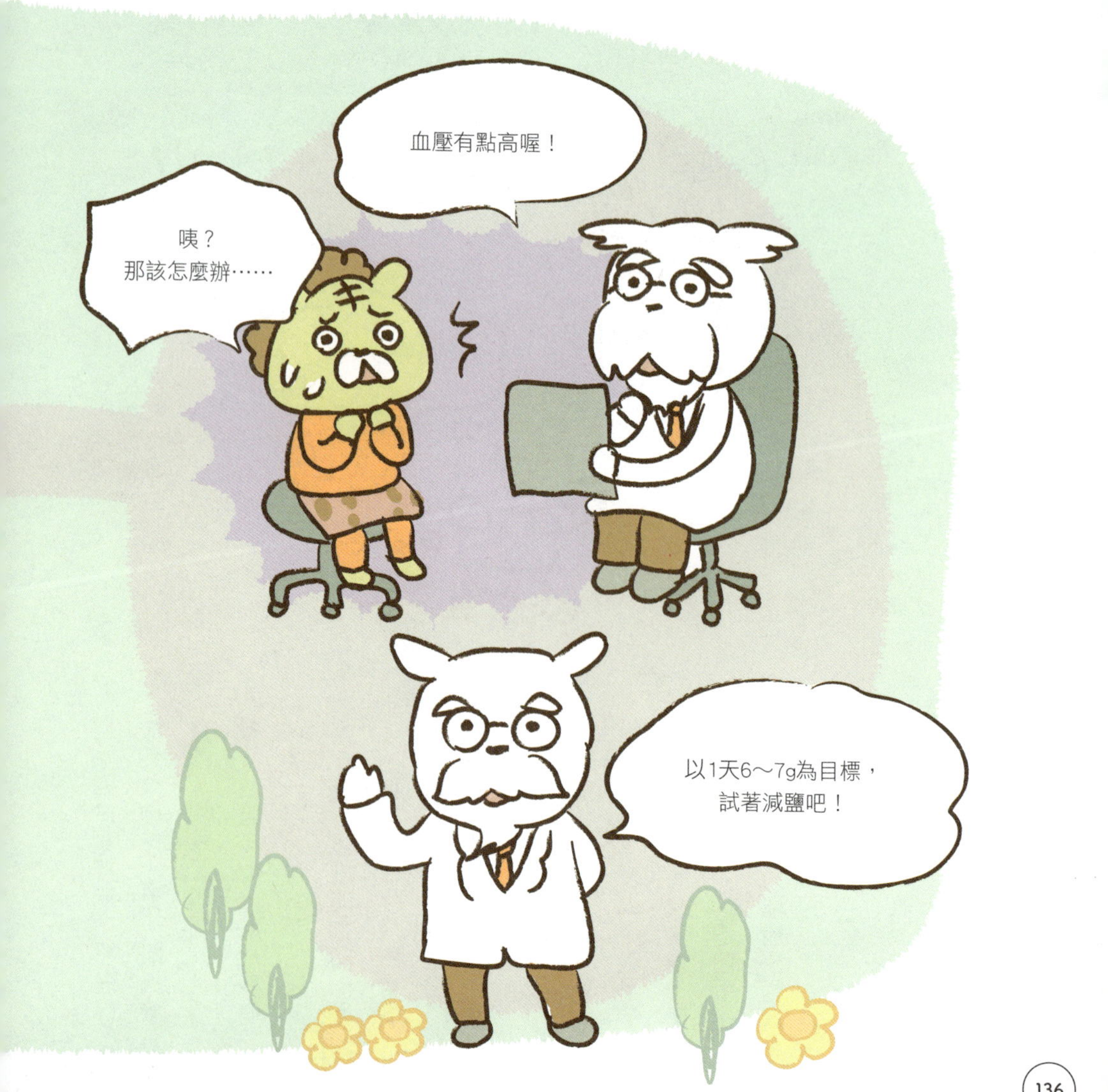
血壓有點高喔！
咦？
那該怎麼辦……
以1天6～7g為目標，
試著減鹽吧！

說明一下吧！

減鹽的同時，積極攝取鉀

所謂的血壓是指血液衝擊血管壁所形成的壓力。這種壓力高於一定值的狀態就是高血壓。高血壓的狀態如果持續，就會對血管造成負擔，進而引起動脈硬化或腦中風等問題。

有效改善高血壓的方法就是減鹽。鹽分如果攝取過量，血液量就會增加，血壓就會上升。首先以每天六~七公克為目標，隨時注意清淡飲食吧！另外，也要積極攝取把體內的鹽分排出體外的鉀，這也是非常重要的關鍵。

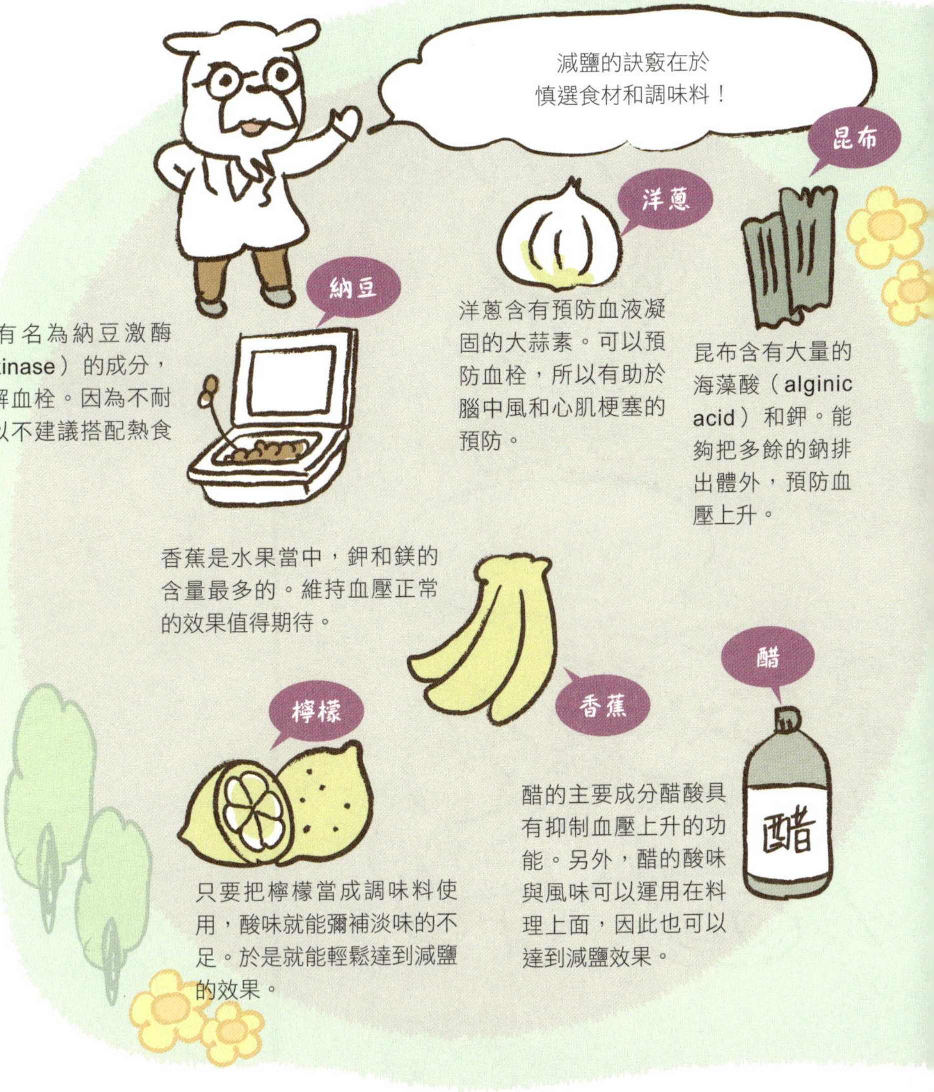
減鹽的訣竅在於
慎選食材和調味料！
昆布
洋蔥
納豆
香蕉
醋
檸檬
醋

納豆含有名為納豆激酶（nattokinase）的成分，可以溶解血栓。因為不耐熱，所以不建議搭配熱食攝取。

洋蔥含有預防血液凝固的大蒜素。可以預防血栓，所以有助於腦中風和心肌梗塞的預防。

昆布含有大量的海藻酸（alginic acid）和鉀。能夠把多餘的鈉排出體外，預防血壓上升。

香蕉是水果當中，鉀和鎂的含量最多的。維持血壓正常的效果值得期待。

醋的主要成分醋酸具有抑制血壓上升的功能。另外，醋的酸味與風味可以運用在料理上面，因此也可以達到減鹽效果。

只要把檸檬當成調味料使用，酸味就能彌補淡味的不足。於是就能輕鬆達到減鹽的效果。

營養素⑥

注意碳水化合物的量

血糖高的人該攝取什麼營養素？

說明一下吧！

膳食纖維最適合用來抑制血糖上升

所謂的血糖值是指血液裡面所含的葡萄糖含量。透過飲食攝取的醣分會被細胞吸收，然後作為熱量使用。吃完飯之後，血糖值會上升，但是胰臟會馬上分泌胰島素。胰島素具有降低血糖值的功能，能夠把血糖值控制在一定的範圍

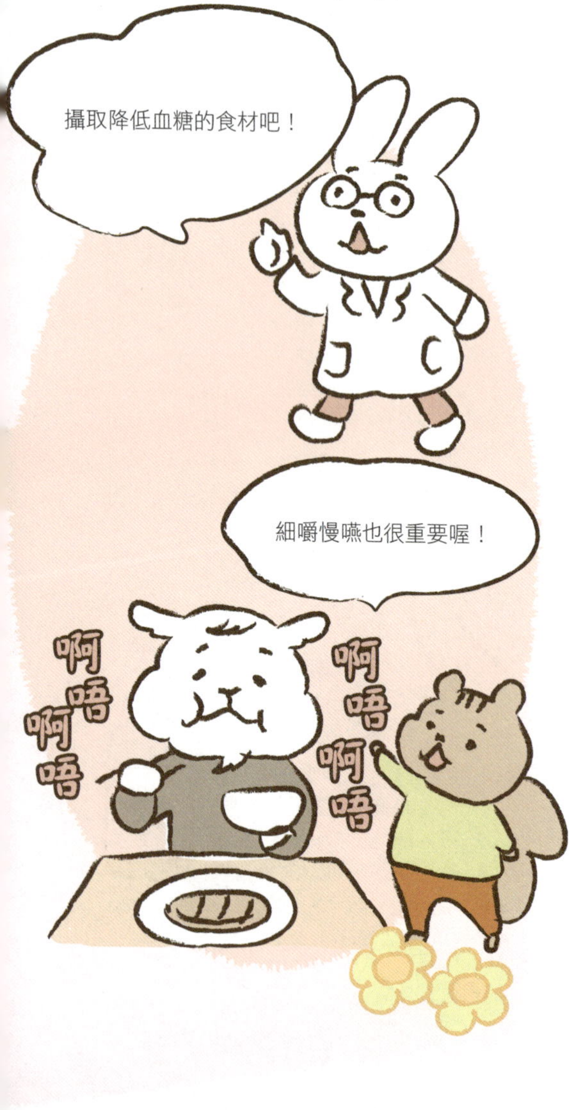
攝取降低血糖的食材吧！
細嚼慢嚥也很重要喔！
啊唔啊唔
啊唔啊唔

之內。可是，當胰島素沒辦法正常運作的時候，高血糖的狀態就會持續，進而引發糖尿病。

胰島素的功能之所以衰退，主要是因為飲食過量、運動不足或肥胖等生活習慣。如果因飲食過量或肥胖，而造成胰臟的負擔，胰島素的分泌量就會減少。

為了減少胰臟的負擔，仔細咀嚼，以防止飲食過量吧！另外，積極攝取膳食纖維，抑制飯後血糖的上升，也是非常重要的事情。膳食纖維較多的食物大多比較耐嚼，所以有助於預防飲食過量。

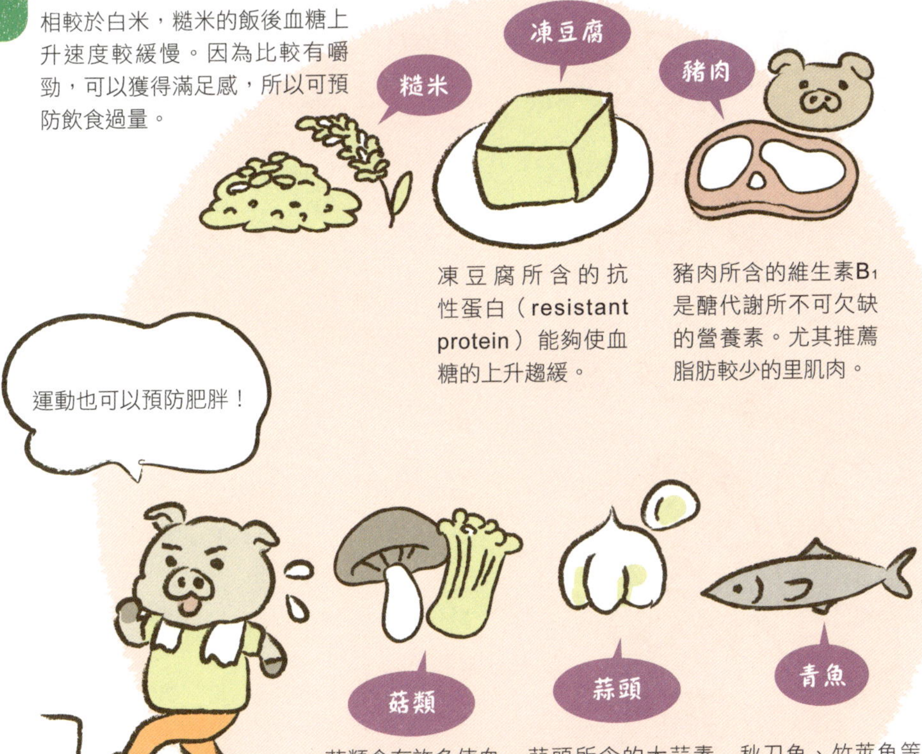
糙米
凍豆腐
豬肉
運動也可以預防肥胖！
菇類
蒜頭
青魚

相較於白米，糙米的飯後血糖上升速度較緩慢。因為比較有嚼勁，可以獲得滿足感，所以可預防飲食過量。

凍豆腐所含的抗性蛋白（resistant protein）能夠使血糖的上升趨緩。

豬肉所含的維生素B_1是醣代謝所不可欠缺的營養素。尤其推薦脂肪較少的里肌肉。

菇類含有許多使血糖上升趨緩的膳食纖維。因為帶有嚼勁，所以少量就能獲得滿足感。

蒜頭所含的大蒜素具有抑制血糖上升的功能。另外，因為能促進血液循環，所以可有效預防血栓。

秋刀魚、竹莢魚等青魚含有大量改善胰島素分泌的脂質。也可以同時攝取到蛋白質和維生素群。

營養素⑦

原因是免疫功能異常

營養素有辦法擊退花粉症嗎？

說明一下吧！

利用膳食纖維和維生素群強化免疫功能

花粉症是花粉所引起的過敏疾患。為了排除侵入眼睛或鼻腔的花粉，免疫功能會過度反應，進而引起鼻水或噴嚏等症狀。

花粉症主要都是使用藥物進行治療，不過，也可以利用飲食來強化免疫功能，藉此有效舒緩症狀。當腸內環境惡化時，免疫功能會衰退，這個時候就積極攝取膳食纖維，給好菌更多餌食吧！

除外，還有其他建議攝取的營養素。維生素B_6是維持正常免疫功能所不可欠缺的營養素。另外，抗氧化作用偏高的維生素A、C、E等，能夠抑制引起過敏的過量活性氧。積極攝取，盡可能避免缺乏吧！

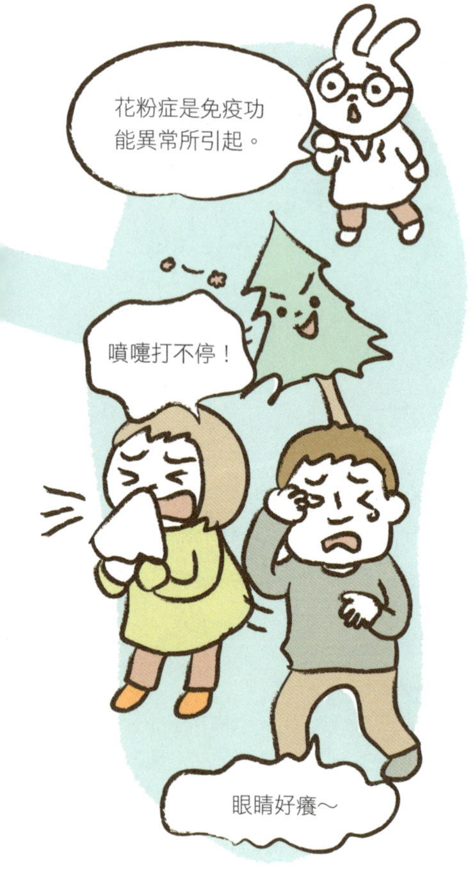
花粉症是免疫功能異常所引起。
噴嚏打不停！
眼睛好癢～

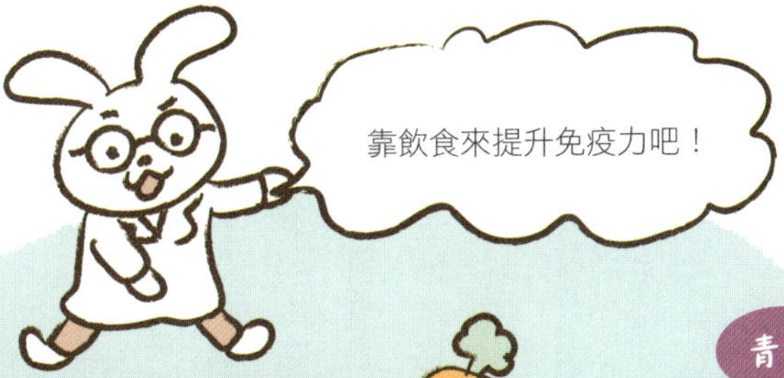
靠飲食來提升免疫力吧！

優格
優格

只要吃乳酸菌含量豐富的優格，就能增加好菌，調整腸內環境。

胡蘿蔔

胡蘿蔔富含具抗氧化作用的維生素A，可以讓因為花粉症而受損的黏膜維持健康狀態。

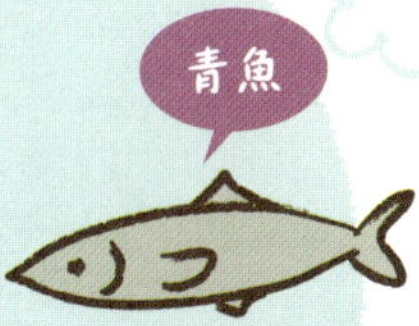
青魚

鯖魚和沙丁魚等青魚含有大量調整免疫功能的N-3脂肪酸。能夠抑制花粉所引起的過敏症狀。

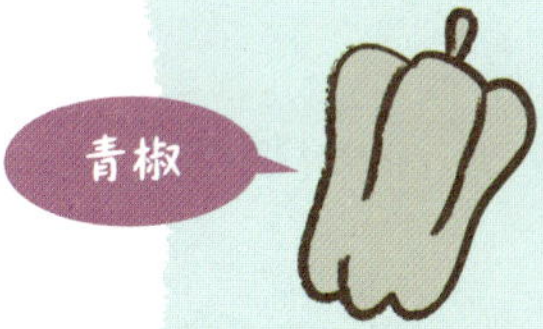
青椒

青椒含有豐富的維生素C和維生素A。可望藉由抗氧化作用提升免疫力。

香蕉

香蕉不僅含有膳食纖維和鉀，同時也富含維生素B_6。可維持免疫功能的正常，同時舒緩過敏症狀。

甜茶

甜茶所含的甜茶多酚可抑制鼻水或噴嚏等過敏症狀。

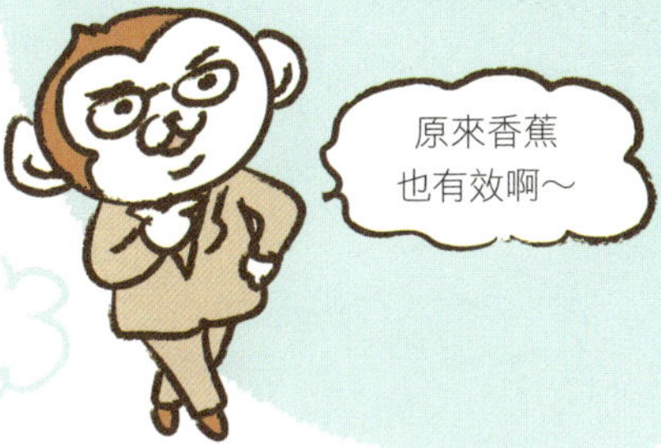
原來香蕉
也有效啊～

COLUMN 6

預防老化、維持健康的「最強維生素」？

單獨攝取就有絕佳效果，合併之後則是更勝一籌

大家聽過「維生素ACE」嗎？維生素ACE指的是，各自的抗氧化作用都非常優異的維生素A、維生素C、維生素E。

所謂的抗氧化作用是指抑制那些攻擊基因，並使細胞氧化的「活性氧」作用。

這三種維生素的抗氧化作用都具有「抑制」活性氧的「發生」、「弱化活性氧的能力」，以及「治癒損傷基因」的功能。

只要三種維生素一起攝取，維生素彼此就會相互合作，發揮出最強大的抗氧化作用。

活性氧除了氧化之外，還會引起各式各樣的老化現象。抗氧化作用是讓人活得年輕且健康所不可欠缺的功能。

只要吃肉或魚、蔬菜、水果等各式各樣的食物，就能攝取到維生素ACE。結論，均衡飲食才是最重要的。

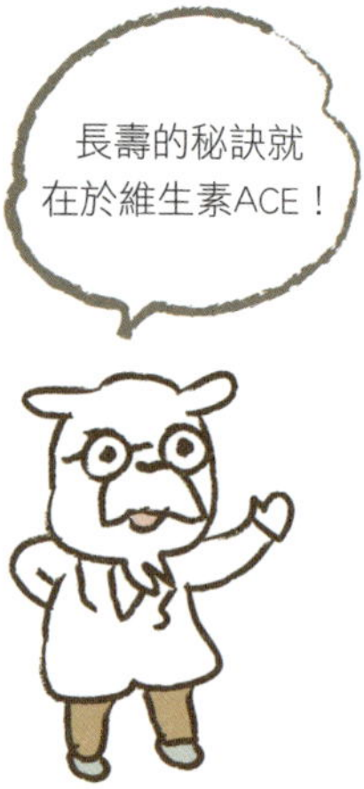
長壽的秘訣就
在於維生素ACE！

参考文献

栄養の基本がわかる図解事典
中村丁次　監修（成美堂出版）

もっとキレイに、ずーっと健康　栄養素図鑑と食べ方テク
中村丁次　監修（朝日新聞出版）

楽しくわかる栄養学
中村丁次　著（羊土社）

からだによく効く　食べもの大事典
三浦理代　監修（池田書店）

最新決定版　栄養がわかる　体によく効く　食材事典
廣田孝子　監修（学研プラス）

一生役立つ　きちんとわかる栄養学
飯田薫子、寺本あい　監修（西東社）

図解入門　よくわかる栄養学の基本としくみ
中屋 豊　著（秀和システム）

栄養で人生は変わる　――食はあなたの人格を作り、人生の善し悪しも決める！――
那須由紀子　著（旭屋出版）

オールカラー　しっかり学べる！　栄養学
川端輝江　編著（ナツメ社）

眠れなくなるほど面白い　図解 栄養素の話
牧野直子　監修（日本文芸社）

眠れなくなるほど面白い　図解 たんぱく質の話
藤田 聡　監修（日本文芸社）

眠れなくなるほど面白い　図解 脂質の話
守口 徹　監修（日本文芸社）

眠れなくなるほど面白い　図解 糖質の話
牧田善二　監修（日本文芸社）

STAFF

日文原書編輯 —— 細谷健次郎、中原海渡、工藤羽華（G.B.株式會社）
執筆協力 —— 村澤 譲、川村彩佳、龍田 昇、山本洋子
本文插畫 —— Fuzii Masako
本文設計 —— 森田千秋（Q. design）
DTP —— HATA Media工房株式會社

國家圖書館出版品預行編目資料

營養素完全圖鑑：有趣圖解,瞬間秒懂!最簡單易讀的營養學入門指南 / 中村丁次監修；羅淑慧譯. -- 初版. -- 臺中市：晨星出版有限公司, 2024.10
144面；22.5X16cm公分 . —（知的！；211）

ISBN 978-626-320-913-8（平裝）

1.CST: 營養學

411.3　　113011151

知的！211

營養素完全圖鑑

有趣圖解，瞬間秒懂！最簡單易讀的營養學入門指南

ダイエット・健康食の正しい知識が2時間で身につく! 栄養学の基本ゆる図鑑

監修　中村丁次
譯者　羅淑慧
編輯　陳詠俞
封面設計　戴曉玲
美術設計　曾麗香

創辦人　陳銘民
發行所　晨星出版有限公司
407台中市西屯區工業區30路1號1樓
TEL：（04）23595820　FAX：（04）23550581
http://star.morningstar.com.tw
行政院新聞局局版台業字第2500號
法律顧問　陳思成律師
初版　西元2024年10月15日　初版1刷

讀者服務專線　TEL：（02）23672044 /（04）23595819#212
讀者傳真專線　FAX：（02）23635741 /（04）23595493
讀者專用信箱　service @morningstar.com.tw
網路書店　http://www.morningstar.com.tw
郵政劃撥　15060393（知己圖書股份有限公司）

印刷　上好印刷股份有限公司

掃描QR code填回函，
成爲晨星網路書店會員，
即送「晨星網路書店Ecoupon優惠券」
一張，同時享有購書優惠。

定價350元

ISBN 978-626-320-913-8